U0292782

住院医师规范化培训
师资体系建设实践与案例

Practice and Case Study of Faculty Development
in Residency Training

名誉主编　齐学进
主　　编　方才妹
副 主 编　陈韶华　徐天士　吴振龙
　　　　　任菁菁

人民卫生出版社

图书在版编目（CIP）数据

住院医师规范化培训师资体系建设实践与案例 / 方
才妹主编 .—北京：人民卫生出版社，2019
ISBN 978-7-117-28084-6

Ⅰ．①住…　Ⅱ．①方…　Ⅲ．①医师 – 岗位培训 – 教材
Ⅳ．①R192.3

中国版本图书馆 CIP 数据核字（2019）第 026373 号

人卫智网	www.ipmph.com	医学教育、学术、考试、健康，购书智慧智能综合服务平台
人卫官网	www.pmph.com	人卫官方资讯发布平台

版权所有，侵权必究！

住院医师规范化培训师资体系建设实践与案例

主　　编： 方才妹
出版发行： 人民卫生出版社（中继线 010-59780011）
地　　址： 北京市朝阳区潘家园南里 19 号
邮　　编： 100021
E - mail： pmph @ pmph.com
购书热线： 010-59787592　010-59787584　010-65264830
印　　刷： 北京盛通商印快线网络科技有限公司
经　　销： 新华书店
开　　本： 710×1000　1/16　　**印张：** 11
字　　数： 186 千字
版　　次： 2019 年 3 月第 1 版　2020 年 5 月第 1 版第 2 次印刷
标准书号： ISBN 978-7-117-28084-6
定　　价： 39.00 元

打击盗版举报电话：010-59787491　E-mail：WQ @ pmph.com
（凡属印装质量问题请与本社市场营销中心联系退换）

编者名单

名誉主编　齐学进

主　编　方才妹

副主编　陈韶华　徐天士　吴振龙　任菁菁

编　委（以姓氏笔画为序）

王　莹　王宝玉　王筝扬　毛海蛟　方才妹　冯雪颖

邢立颖　朱　敏　朱　斐　朱滨海　任菁菁　刘　雯

刘建琼　阮恒超　阮积晨　麦一峰　吴振龙　吴益芬

邹朝春　应振华　冷贵兰　沈　杰　沈　晔　张　丹

张　煊　张琪峰　张锐利　陈　艳　陈韶华　郑　雅

郑玉英　郑金福　郑建军　胡云良　胡素佩　胡晓丽

施军平　姚　明　姚健康　耿　磊　耿晓北　顾海雷

徐　舰　徐天士　徐宏伟　诸葛启钏　黄　刚　黄　凯

黄劲松　彭义香　蒋国平　温　馨　戴　盈

执行秘书　刘　雯　沈　杰　张琪峰　黄　凯

助推住培事業發展
構築醫學人才搖籃

巴德年
二〇一八年十二月

为人师者当锲于师
使人渔者先长于渔

琛

2018.12.18.

6

序

  2013 年底，我国开创性地建立了住院医师规范化培训（以下简称"住培"）制度，构建起院校教育、毕业后教育和继续教育一体衔接、功能完善的医学教育体系。经过近五年的不懈努力，住培制度实现了裂变性进展，取得了令人瞩目的历史性成绩，为健康中国战略提供了更多的人才和智力支持。很多国内外同道都盛赞，我国的住培制度开创了医师队伍质量提升的主干道，实现了临床医师培养模式的大突破，创造了医师培训教育史上的新奇迹。

  在肯定成绩的同时，我们也清醒地看到，住培工作推进中还存在一些不容忽视的问题。法国教育家埃米尔·涂尔干说："教育的成功取决于教师，教育的不成功也取决于教师。"住培的本质是毕业后医学教育，培训主体是住培医师，因此，确保培训质量的关键在于住培师资。目前，全国住培基地拥有 40 余万名师资，由于发展不平衡，精细化管理不够，师资带教能力参差不齐。部分住培基地对师资队伍建设的重视程度不够，对策和措施不多，造成很多师资不乐于带教、不擅长带教，这些问题已经成为住培工作向纵深推进的薄弱环节，直接影响到住培的质量和可持续发展。

  可喜的是，近年来，随着住培制度的落地实施，也出现了一批既有实践经验又有理论功底，热心和倾情于住培工作的探索者和研究者。他们聚焦现实问题，勇于创新、善于总结，凝练出了一套特色鲜明、实用有效的住培师资队伍建设经验。《住院医师规范化培训师资体系建设实践与案例》一书，是理论与实践相得益彰的新作。此书以"师资胜任力"为内核，以师资队伍体系建设关键环节为经纬，系统回答了师资准入、师资培训、师资评价和师资激励等现实性难题。特别是对分层分类的师资选聘与核心师资团队建设、系统性递进性的师资培训、奖惩性与发展性相结合的师资评价、物质精神与职业发展统筹兼顾的激励等方面，通过精选国内外实践案例，提出了前瞻性发展思路。

◎ 序

　　我相信,此书的出版,一定能对我国住培的师资队伍建设提供极强的参照性、指导性和启迪性,为提升我国住培的质量内涵建设起到积极的推动和促进作用。

中国医师协会会长

2018 年 12 月

前言

近年来，国家大力推进住院医师规范化培训制度，组织管理、教育培训和支撑保障体系快速建立，培训工作有序开展，不断为医疗卫生机构输送了合格的临床医师。基于日常管理、住培评估和专项调研，我们发现当前住培师资在带教意识和带教能力方面存在一些不容忽视的问题，与国家对住培师资队伍建设的要求存在一定差距。

为此，我们开展住培师资队伍体系建设研究，并得到浙江省卫生健康委员会医药卫生科研项目计划（2017KY318）支持。我们紧紧围绕师资队伍体系建设的准入、培训、评价和激励"四大关键环节"，查阅了国内外100多篇文献，调研了93家住培基地的161名管理者、3299名师资和2236名住培医师。在深入调查研究和实践探索的基础上，我们坚持国际视野与中国实际相结合，系统梳理国内外住培师资队伍体系建设发展现状，深入挖掘实践经验，精选可参照的典型案例，提出了师资队伍体系建设的主要内容和实践路径，形成了《住院医师规范化培训师资体系建设实践与案例》，期望奉献出师资准入、培训、评价和激励的有益经验和务实举措，推动全国住培基地师资队伍体系建设的新发展、新突破。

本书共分四章。第一章为师资准入与认定，围绕师资胜任力，重点阐述师资准入、聘任和再认定的意义、条件和分层分类探究；第二章为师资培训，围绕培训的核心环节，重点阐述培训目标设定、培训内容设计和培训效果评价；第三章为师资评价，围绕评价的构成要素，主要阐述评价体系的构建、实施与运用；第四章为师资激励，围绕激励机制的运行规律，主要阐述激励机制的构建、探究与实践。本书同时出版电子书，可供读者多途径阅读。

此项工作，得到了中国医师协会的科学指导，得到了浙江省卫生健康委员会的大力支持。我们还借鉴了许多住培基地无私奉献的实践经验，吸纳了毕业后医学教育专家委员会部分委员的意见和建议，在此一并表示衷心感谢。

此项工作还得到了一些领导和专家的厚爱。中国医师协会张雁灵会长为

◎ 前言

本书作序,中国工程院副院长、中国医学科学院北京协和医学院院校长王辰院士和中国医学科学院原院长、原中国协和医科大学校长、中国工程院巴德年院士为本书题词,让我们倍感温暖、倍受激励!

本书可以作为广大住培基地管理者、专业基地主任、教学主任和临床师资的参考用书。鉴于编者水平有限,本书难免存在不足之处,恳请读者提出宝贵意见。

方才妹

2018 年 12 月

目录

第一章 师资准入与认定

师资对学员的影响是不言而喻的,好的老师能最大限度地激发学生的求知欲和学习能力,从而提高培训质量。住培基地需把好师资入口关,遴选出有意愿、有能力、有方法的临床医师进入住培师资队伍;针对不同场景、不同要求,开展师资分类分层聘任,确保"好钢用在刀刃上",提升师资专业化水平;根据师资表现,定期开展师资再聘任,取消"一聘定终身",保持师资队伍活力。

第一节 师资准入概述

一、师资准入的意义

法国教育家埃米尔·涂尔干说:"教育的成功取决于教师,教育的不成功也取决于教师。"师资在教育中起着至关重要的作用,师资队伍的质量决定了教育的质量,教育的质量是教育的生命线。同样,住培质量是住培制度可持续发展的生命线,保障住培质量的关键是师资,师资队伍整体水平的高低与培训质量呈正相关,师资队伍的准入是师资质量保证的首要关口。

近年来,国家卫生行政部门相继出台《关于建立住院医师规范化培训制度的指导意见》《住院医师规范化培训内容与标准(试行)》《住院医师规范化培训基地认定标准(试行)》《住院医师规范化培训管理办法(试行)》等文件,对住培工作提出了明确的要求。随着住培制度的不断推进,住培质量日益受到各方关注,提高培训质量已成为我国现阶段住院医师规范化培训面临的核心任务。师资队伍的质量是培训基地的核心竞争力,培训基地、住培医师对师资的要求越来越高,师资队伍建设正面临新要求、新挑战。

住培师资具有双重角色。作为医生,他们承担着日常的临床工作,面对大量的患者,对疾病的诊治有着深刻的认识,掌握着一手的临床病例资料,积累了丰富的临床实践经验，同时拥有一定的病源量，为临床教学提供了宝贵的病例资源；作为老师，他们承担着住培医师的临床教学工作，结合临床诊疗工作对学员开展临床实践教学。不仅向学员传授治病救人的知识和技能，更需通过言传身教，潜移默化地影响每一位住培医师的人文素养。更有学者提出，师资实际承担了六种角色：信息提供者、榜样、促进者、评估者、计划者和资源拓展者。然而，住培师资所接受并掌握的主要是专业医学，不掌握甚至不熟悉系统的教育学。上述教师角色的责任，对其临床教学提出了更高的要求。

20 世纪 80 年代开始逐步完善的教师资格认定，是指对符合相应教师资格条件并提出申请的人员进行教师资格确认，并颁发教师职业证书的过程。教师资格确认的核心要素之一是教学实践能力，是教师在所从事的教育教学活动中，顺利完成教学任务所表现出来的某个特性。古人云："工欲善其事，必先利其器"。一位称职的教师在实施教学时，不仅应掌握其所任教的科目，更应具备教学专业知识与技能、专业态度与职业道德，方可致力于教学活动并有效把握教学质量，提升教学效益，以达到教师专业标准。以我国的教师资格认定作为参照，设计住培师资准入，具有一定的借鉴意义，必须对住培师资教学实践能力进行科学的考量，严把新任教师"入口关"。

越来越多的研究表明，教师的质量是学校教育中影响学生成绩最重要的因素。在一个高水平、高质量的教师指导下的学生，其学习水平可以增益 1.5级，而在一个水平一般的教师指导下，学生的水平最多只能提高 0.5 级。因此，一名优秀的教师，可以对学生整个学习成长的过程产生积极影响。选拔、培训、激励高素质的住培师资，对住培质量的提升至关重要。

教师所具备的知识与技能，能对学员学业成绩造成显著的差异。琳达·哈蒙德指出："相对于班级大小、整体花费金额与教师工资等变量，教师素质变量（例如学术能力与智力、学科知识等），明显并强烈地与学生成绩相关。"优质的教学能使学员的学习效果达到最大化。因此，要科学地设定准入标准，严格筛选出适合的临床医师成为住培师资，以确保师资队伍的素质，改善住培医师的学业成绩、提高住培质量。

（一）师资准入是保证住培质量的重要因素

住培师资的质量是影响培训效果的直接因素。师资指导与培养年轻的住培医师时，其专业知识和带教能力直接影响到未来医生的塑成。要求带教师资既要具备较强的教学理念，又要懂得教学规范；既能开展理论授课，又要具备临床技能传授，同时还要具备较高水平的专业水准和人文素养。因此，建立健全师资准入体系,保障师资质量,就能确保住培医师的高质量。

（二）师资准入是实现住培医师同质化培训的第一要素

我国住培的目标之一就是培训过程的标准化、培训结果的同质化,建成同质化的医师队伍,培养"标准化医师",为实现分级诊疗奠定人才基础。师资准入是师资同质化的起始阶段,需要建立统一且适用的师资准入标准,培养"同质化医师",保证师资队伍的标准化,为培养合格的同质化住培医师打下基础。

（三）师资准入为师资全程管理提供原始依据

经过师资准入评估,可掌握师资的原始水平,为进一步开展师资聘任、管理、培训、考核、评价提供一定的参考,也为住培师资个人教学能力的提升和职业规划提供依据。师资所应具备的能力称为"胜任力",胜任力有其自身特点,国内外情况各有不同。通过比较师资准入时的胜任力与师资发展后的胜任力,可以评价师资培养发展的方式是否合适,是否还有进一步完善的空间。

二、师资准入的现状

（一）国际师资准入概况

德国医学教育学会（German Medical Association,GMA）在医学教师核心能力的意见书中提出,具备必要的医学专业知识是住培师资能力的前提条件。住培师资要具备六大能力:临床带教、以学员为导向、社会交际、榜样和专业精神、个人教学实践的反思与进步、基于系统的教与学,并将六大能力分为21个指标（包含57个二级指标、64条具体内容）。

1. **临床带教能力**　包括能够选择合适的授课主题,能够就方法和教育问题设计有利的教学流程,恰当地评估学员的学习进度,包括理论、技能和态度。

2. **以学员为导向能力**　包括营造学习氛围,支持可以激发学员个人潜能和需求的学习过程,激活其已有的知识;直面学员的需求,考虑他们已有的知识和技能。

3. **社会交际能力**　包括可开展受众相关性、情景特异性、目标导向性沟通;营造有利于学习与合作的工作氛围;能够就教学过程中的教育和方法进行交流。

4. **榜样和专业精神能力**　包括考虑教育目标的一致性和个人职业操守,针对专业要求和期望,表达个人态度和行为,做好批判性自我反思和终身学习的准备。

5. **个人教学实践的反思与进步能力**　包括反馈自己的教学实践,持续性地发展自己的教学实践。

6. 基于系统的教与学能力 包括利用和创造有利于教学的条件、考虑医学教育的合法性、考虑机构的组织架构、参与学校和教师的发展、规划教学时涵盖社会和政策发展、与他人交流时发现教学的新方向或将其他专家的意见传递给他人。

美国学者认为医学教育者可分为两类:直接开展教学的、参与教学发展及监督的,后者包括机构领导、医学教育政策制定者等。尽管他们的能力要求与加拿大医师(Canada Medical Doctors,CanMEDs)角色要求不同,但也有许多相同的特质。参照美国毕业后医学认证委员会(Accreditation Council on Graduate Medical Education,ACGME)对学员胜任力的要求,对临床住培师资的能力归纳为六大核心能力和四大专业能力,并对不同人员应具备的能力进行了研究。六大核心能力与德国医学教育学会(GMA)的意见书所列的六大能力相似,四大专业能力为课程设计和实施能力、评价和学术能力、领导能力和指导能力,并对各项能力的具体内涵和评价作出了规定。

英国的师资准入要求十分严格,如全科师资要成为认证的全科医师满2年后方可申请,部分地区要求临床主管(clinical supervisor)才能申请,申请者需要完成5天师资培训、3篇教学论文和1个教学项目才能接受考核,一般需要1年时间。英国伦敦大学医学院要求临床指导教师在岗前接受培训并取得正式师资证书,他们应有意向成为临床指导教师并能提供教学时间保证,参与评价和被评价,参加教学改进活动和各类培训,了解并跟进教学方面的政策。*Standards for Clinical Teachers at UCL Medical School 2016*列举了对临床指导教师的要求,具体内容包括:必要的教学技能、评估技能、与学员一起工作、提出课程意见、向教育家方向发展、好的医学实践能力、学员的支持。

我国台湾学者将住培师资的能力分为四大部分,包括:专业知识、教学能力、教学态度、教学信念。每个部分有具体的指标,专业知识包括临床能力和临床沟通;教学能力包括教学设计、教学技能、教学材料设计、学习评价;教学态度包括态度和性格特征、专业成长、人格特质;教学信念包括信仰和价值观、模型教学。每个指标又有不同的细则,住培师资的核心能力共有40条评价细则,主要包括具备临床知识、正确判断能力、具有临床操作能力,熟悉临床伦理、法规和系统、整体医学观念、能向患者解释疾病的能力、使用语言的能力(能让患者及其家属理解)等。

总体上看,美、英和加拿大等国,以及我国台湾地区师资准入的基本特点是,基于师资胜任力开展,有较为系统的评价内容和标准。

(二)国内师资准入现状

住培师资的管理成为现阶段关注的重点。然而,目前关于师资准入、培训、考核、激励的指导性文件和标准尚未出台,只在相关的文件规定里,有较为笼统的师资准入要求。例如,原国家卫生计生委 2014 年颁发的《住院医师规范化培训管理办法(试行)》第十四条规定:培训基地应当选拔职业道德高尚、临床经验丰富、具有带教能力和经验的临床医师作为带教师资,其数量应当满足培训要求。带教师资应当严格按照住院医师规范化培训内容与标准的要求实施培训工作,认真负责地指导和教育培训对象。《住院医师规范化培训基地认定标准(试行)》规定,作为住院医师的师资应该满足下列要求:住院医师师资由任主治医师专业技术职称 3 年以上的医师担任,熟悉本专业系统的理论知识,具有丰富的临床经验,较强的指导带教能力,严谨的治学态度,熟悉住院医师规范化培训的相关规定,有良好的职业道德和医患沟通能力、团队合作能力,能以身作则,为人师表。原上海市卫生计生委 2010 年颁发的《上海市住院医师规范化培训医院和师资管理办法(试行)》提出,带教医师应具有本科及以上学历、中级及以上专业技术职称,具有扎实的临床技能和良好的医德医风,遵纪守法,为人师表,以身作则,能认真履行各项工作职责。原广东省卫生计生委 2015 年颁发的《关于加强住院医师规范化培训师资队伍建设的指导意见》指出,带教师资应具备国家卫生行政部门《住院医师规范化培训基地认定标准(试行)》规定的各专业带教师资条件,经过住院医师规范化培训师资培训,并考核合格。原浙江省卫生计生委 2012 年制订出台了《浙江省住院医师规范化培训师资培训方案》,将师资培训合格证书作为住培师资岗位准入的基本依据。同时,《浙江省住院医师规范化培训管理实施细则(试行)》《浙江省住院医师规范化培训基地认定办法(试行)》《浙江省住院医师规范化培训基地管理办法(试行)》等文件,明确了师资准入的标准:具有良好的职业道德修养、丰富的临床经验,以及一定的教学经验和带教能力的临床主治及以上职称医师是作为住院医师规范化培训带教师资的基本条件。临床培训基地的住培师资须具备本科及以上学历和主治医师及以上专业技术职称;社区实践基地的全科医学住培师资应具备大专及以上学历和主治医师及以上专业技术职称;公共科目理论师资应具备本科及以上学历和副高及以上专业技术职称。

综上所述,国内对住培师资准入条件的研究,常以学历、职称、工作和带教年限、职业素养、临床能力、教学能力等为指标。有的应用德尔菲法,进行各类指标的权重设定,以便开展量化评估;有的运用文献复习、调查问卷、关键绩效指标法、量表法等进行研究。例如,四川大学华西医院参照国际医学教育专门委员会制定的"全球医学教育最低基本要求"(Global Minimum Essential Requirements in Medical Education, GMER),运用问卷调查,综合医学教育专家意见,将师资的能力与素质标准归纳为 6 大领域 23 项,六大领域分别是:职业态度和工作作风,综合素质,适应社会与医疗环境变化的能力,信息管理科研能力,团队合作、创新和自我提高的能力,带教模式、带教氛围的营造能力。具体又分为:敬业精神、为人师表、基础知识水平、表达能力、具备防范医疗纠纷的技巧等 23 项。首都医科大学附属天坛医院通过查阅文献与专家咨询,在带教师资的能力与素养方面筛选出五大方面共 27 项,五大方面分别是:医学专业知识及临床技能、工作作风与沟通交流素质、带教态度及思维、其他综合学术能力、文化程度与职称。27 项中的大部分项目同四川大学华西医院归纳的23 项基本一致,新增的有带教经验、主动意识、放手能力以及学历学位、技术职称。由此可见,除学历、学位、职称、临床一线工作时间、科研情况等指标以外,从住培医师对带教师资的需求、住培医师结业时应具备的岗位胜任力要求来制订师资遴选标准,也是可行的。

三、师资准入的问题

国家和部分省市(区)已认识到住培师资队伍体系建设的必要性,开启了有益的探索,制定了一些制度。虽然提纲挈领,但是缺乏细节,导致在执行上存在一定的难度。虽然对师资的道德、专业水平、带教能力都有规定,但是规定过于模糊,没有细化的衡量标准。对师资准入的调查发现,所有被调查单位均表示,已开展师资准入实践,51% 的被调查单位认为师资准入标准有待细化。

(一)师资整体制度体系不健全,不利于全面实施

我国住培系列政策制度和文件出台,为住培师资准入的改革和发展提供了坚实基础。但是,我国尚未出台统一的师资管理制度,与国(境)外严谨规范的师资准入制度相比,我们要从制度体系上着手建设,以规范师资准入。

(二)师资准入标准宽泛,不利于有效执行

师资准入标准是衡量带教师资的必备条件,是进行师资初次聘任的依据。目前,国家和各地的师资准入标准,主要对师资的职称、学历等作出了规定,有些对师资的专业知识、临床经验、教学能力、教学态度、政策掌握、职业道德和职业素养提出了要求,但均比较宽泛,缺乏可量化的指标,缺乏科学的考核过程,可执行性较差。不少培训基地均采用短期岗前理论培训,即获得师资资格,准入门槛较低,师资质量不能完全保证。

(三)师资准入的"一次认定",不利于师资成长

根据我国现行制度,师资资格往往是"一次认定,终身有效"。师资资格"终身制"违背了师资专业发展规律,与时代发展对师资素质的需要不相适应,不利于形成师资终身学习的激励机制,影响师资队伍长远建设效果。其次,"终身制"无法弥补师资资格认定的局限性。由于初次认定师资资格的对象多是未曾有过正式带教经历的人,对他们只能考核基本的知识和能力,而能否真正胜任,归根结底有待于在临床带教实践中加以验证。仅靠任职前的资格认定,很难确保申请的医师都能具备教学能力。如果没有后续的再认证,就难以将不具备教学能力的人员识别出来。

(四)缺乏准入的实践能力考察,不利于组建优质师资队伍

现行住培师资资格认定,注重考查申请医生的通识知识和学科知识,且大多以职称作为衡量标准,而忽视了对其专业实践能力和教学实践能力的考察。不容置疑的是,规范的临床专业实践能力是住培师资作为指导教师所应具备的必要条件,而住培师资的教育教学实践能力,是住培师资职业所具有的、鲜明的不可替代性特征的集中反映,是衡量住培师资综合素质的试金石,也必然应该成为住培师资资格认定考察中至关重要的一环。

第二节　师资胜任力

成为住培带教师资需要具备什么样的特质,带教师资需要通过培训具备什么样的能力,什么样的带教师资是合格的带教师资,什么样的带教师资是优秀的带教师资?师资胜任力问题贯穿师资管理的始终,是开展师资准入、聘任、培训、评价和考核的重要依据。

一、胜任力的概念

美国心理学家 David McClleland 提出的胜任力,是指可以用动机、特质、自我概念、态度、价值观、知识、可识别的行为技能和个人特质等度量出来的一种特征。具有以下几个特点:第一,胜任力是组织中个体成员所具备的"有效"承

担或完成既定任务的素质和能力的总和;第二,由个体成员的胜任力所形成的合力,是实现组织高绩效目标的必要条件;第三,胜任力是可以评估、塑造和开发的内在素质、知识储备和行动能力;第四,胜任力因情境而异,有具体性和适用性。

各种胜任力要素有机联系、融合汇聚,形成"胜任"工作、项目、岗位、团队或组织的"合力"。依据个体在工作中的不同职位,胜任力可分为工作胜任力、职务胜任力和岗位胜任力。岗位胜任力是指具有某种资格或胜任某一岗位的条件,即拥有足够的技能、知识来履行特定任务或从事某一活动。不同的胜任特征和要求,形成了不同岗位的胜任力模型。

胜任力最初运用在教育领域。1967 年,美国开始大力倡导"能力本位师资教育",强调培养未来教师"能做什么""应做什么"以及"具备什么样的能力",与传统教师教育中注重未来教师"应该知道什么"的培养方式有很大不同。

能力本位教师教育模式预先设计内容和标准,师范生接受这种教育,就会习得并发展出从事教育工作的知识、能力和态度。它以社会为导向,为适应未来的教育工作而培养学生,可以说是培养学生达到"预定能力"的一种有效的教师教育模式。作为一种师资培养模式,对师范教育的首要影响就是教师能力标准的确立。它要求实施能力师范教育时,必须将优秀教师的条件和应有的表现具体化为可行的行为目标。这一教育模式也影响到了医学教育,对住培师资胜任力的研究,也多基于对住培医师的培养目标而设定住培师资的能力要求,强调胜任能力的迁移,重视住培医师拥有必备的知识、技能和态度,目标是培养和发展住培医师的岗位胜任能力,帮助他们提高发现问题、解决问题的能力,从而胜任未来所从事的临床诊疗工作。

住培的目的是为各级医疗机构培养具有良好的职业道德,扎实的医学理论知识和临床技能,能独立、规范地承担本专业常见病、多发病诊疗工作的临床医师,主要体现在职业道德、专业能力、人际沟通与团队合作能力、教学与科研 4 个方面。师资胜任力应以培训目的为指引,制定相关的标准。

二、师资胜任力相关要素

住培师资胜任力,是基于"培养合格的临床医师"这一培训目的而设置相对应的指标组合。国外对师资胜任力的研究已经较为成熟,例如:德国医学教育学会(GMA)住培师资的六大能力、美国住培师资的六大核心能力和四大专业能力。借鉴国外和我国台湾学者的研究成果,我们可以将胜任力要素归纳如下。

（一）临床能力

调查显示，医学基础知识和理论水平是重要的师资胜任力指标之一。具备临床知识和临床操作能力，是一名临床医师的基本要求，也是一名住培师资的基本要求。没有相应的知识作为基础，教学就成了无源之水。从某种程度上来说，老师就是学生的榜样。住培师资首先应具备扎实的临床知识和技能，才能以己为模板，"复制"出更多具有丰富知识和标准操作的住培医师。

住培师资应具备正确判断能力，有整体医学观念，不狭隘于自己的专业、不固步自封，从病人的整体角度思考，有利于开阔住培医师视野，融会贯通地掌握疾病发展的全面特征和病人的生理、心理变化。

此外，医学教育是社会活动的一部分，同样受到社会环境、政策、法律、宗教信仰、伦理等的制约。住培师资应熟悉相关临床伦理、法规和政策，并在教学中予以遵守、利用，向住培医师指出相关注意点。住培师资对教育体系包括教育组织、规则的了解，有助于其在教学实践中目标明晰、内容准确，获得组织的帮助，也有助于更好地对住培医师开展指导。

（二）临床沟通

住培师资应有向病人解释疾病的能力、使用语言的能力（争取患者和家属的理解）、处理困难情况的能力，能够清晰地解释治疗计划包括风险和效果，能够倾听患者和家属的需求，对患者和家属有同情心。住培师资可开展受众相关性、情景特异性、目标导向性沟通，有足够的心理准备应对困难和矛盾，在医患沟通中考虑性别、多样性和跨文化问题。

医患沟通是一门实践性较强的学问，住培医师容易受到住培师资的耳濡目染而加以继承。调查显示，93.4% 的住培医师认可师资应具备防范医疗纠纷的技能、技巧。住培师资的良好医患沟通表现，是传承给住培医师的宝贵财富，帮助其在今后的从医生涯中，更加从容地面对患者，自如地应对各种诉求。

此外，与上级、同行、住培医师的交流能力也是住培医师所关心的师资能力。住培师资应能与住培医师展开有效沟通，营造有利于学习与合作的工作氛围，尊重住培医师、患者和同事，培育能够得到建设性反馈的文化，能够就教学过程中的教育和方法进行交流，住培师资能清楚透彻地传递学习目标和任务，掌握启发和提问的方法，识别有利于学习经验的机会，并利用这些教学时机开展教学活动。

（三）教学设计

住培师资应有建立学习目标的能力，能够根据学习目标使用适当的教学方法，根据住培医师的特点，如年龄、年级、专业等安排适当的教学内容。他们能够意识到自己教学内容的重点和难点，并用适当的方法解决这些问题，对需要住培医师理解的教学内容烂熟于心。

（四）教学技能

住培师资应有引导住培医师思考和讨论的能力，指导住培医师采用目标导向的方式，在医疗过程中分清主次，正确运用专业知识和技能，帮助住培医师深入学习专业疾病的同时，掌握跨学科疾病的相关内容，需要从心理学和生理学的角度诊疗疾病。

住培师资应能营造生动活泼的教学氛围，表扬住培医师所作出的努力，鼓励住培医师提出问题、表达不同意见，对住培医师学习的进步表现明显的兴趣、提供个人建设性的反馈意见、找出个人改进空间，激发住培医师个人求知欲和学习潜能，帮助住培医师认识并克服学习上遇到的困难。

住培师资应能提供贴近住培医师经验的例子，运用循证医学方法引入临床病例，因地制宜应用合适的方法和媒介，帮助住培医师学习。

（五）教材设计

住培师资应能根据学习目标设计或选择合适的教材，有将临床病例转化为教材的能力及多媒体教材运用能力。

（六）教学评价

教学评价有助于教学的反思和改进，其作用不容忽视。住培师资应具备收集相关评价数据的能力、正确使用评估工具的能力和评价后复查改进的能力，能正确评估住培医师的学习进度，包括理论、技能和态度，能根据不同的情景使用恰当的评价方法，根据教学计划进行重新评估。

（七）教学态度

热心教学、敬业严谨，是住培医师认为重要的住培师资能力之一。住培师资应热心教学，愿意随时支持和帮助住培医师，能与住培医师进行良好互动，正确引导住培医师学习习惯和生活方式。能促进住培医师的自我反馈，包括个人问题和情感问题的反馈。

（八）专业成长

现代教师专业化理论认为，从本质上说，教师专业发展是教师个体专业不断发展的历程，是教师不断接受新知识，增长专业能力的过程。教师专业化，就是要求教师在整个专业生涯中,依托专业组织,通过终身的专业训练,习得教育专业知识技能,实施专业自主,表现专业道德,逐步提高自身的从教素质,成为一个良好的教育专业工作者的专业成长过程。

住培师资应具备随时吸收新医疗信息的能力,能参加各种教学工作坊、定期发表研究论文,愿意在医学专业道路上孜孜不倦地继续学习。他们明确个人的教学追求和发展目标,能接受个人失败并寻找建设性解决方案,能持续性地举行教学实践、参加进一步医学教育培训、尝试不同的学习方法和材料。能根据评价反馈进行自我反思与不断改进。

课题组调查发现,约50%的管理人员将学历和科研能力列为核心指标。被调查的住培医师认为,住培师资最缺乏的是科研能力,从住培师资那里学到的科研能力最少,说明住培医师对住培师资的科研能力要求较高。

（九）个人特质

已有的研究表明,师资在教学中表现出来的思想、文化、心理及群体特征比教学内容更易被关注、模仿和学习,其个性和人格的影响力往往比知识和能力更大。师资特质包含师资个性特质与师资人格特质2个方面。个性特质指一个人在不同的情境下均表现出的一些特点,如进取、诚实、顺从、懒惰、畏缩、害羞等。人格特质指在构成人格的因素中,能引发和引导个人行为,并使个人在应对不同种类刺激时都能做出相同反应的心理结构,如外向、善良、行事风格、智慧、情绪、人际关系和处世态度等。个性与人格构成了个人特质的主体。对于住培师资的人格特质,友好、善良、耐心、自信等是必备的要素。

调查发现,住培医师认为,住培师资认真严谨的工作作风、敬业精神、为人师表,是重要的必备素质。

（十）教学信念

住培师资应有识别教学的意义和价值、传授医学知识的能力。有志于投身教学课程改革、愿意与他人沟通、改进教学办法、参与教学评估。

（十一）教学榜样

其身不正,虽令不从。住培师资应作为住培医师的榜样。在教学工作中,应考虑医生的角色和形象、社会对医生的期待等采取正确的态度和行为;应考虑伦理和法律规范与价值观。当与患者和住培医师进行互动时,尤其是在临床教学过程中,必须考虑医师和老师的双重身份;在表达个人态度和做事时应符合专业要求和职业要求;鼓励住培医师对他们自己的职业进行自我规划。

住培师资能够强化住培医师的学习责任感,恰当地处理违反职业道德和行为的住培医师,负责任地采取恰当的措施对住培医师指出存在的缺点,并促使他们进行自我改变。

三、师资胜任力模型构建

课题组梳理与参照国外师资胜任力核心要素,融合 GMA 的基于 ACGME 六大能力的住培师资能力评估系统,以我国台湾地区师资胜任力框架为蓝本,结合住培工作实际,采取文献阅读、头脑风暴、问卷调查、专家咨询等方法循序渐进,从多个角度研究师资胜任力,研究和构建适应现行住培管理体系的住培师资胜任力模型。

研究调查范围覆盖浙江、北京、上海、江苏、湖北等 5 省 93 家住培基地,调查对象包括中国医师协会和省级卫生行政部门相关管理人员、住培基地及其职能管理部门负责人、专业基地主任、教学主任、教学秘书、带教师资、住培医师等,回收管理者问卷 161 份、住培医师问卷 2236 份、师资问卷 3299 份。最终形成师资胜任力评价指标体系,为开展师资准入、培训、评价、激励提供依据。

师资胜任力分为专业能力、教学能力、职业素养 3 个一级指标,每个一级指标又包含数个二级指标、三级指标。

专业能力主要涉及的是师资在本专业上的能力,包括临床能力和临床沟通能力 2 个二级指标。其中,临床能力包括 5 个三级指标:具备临床知识,有正确的临床判断及思维能力,有临床操作能力,熟悉临床伦理、法规等,有整体医学观。临床沟通能力包括 4 个三级指标:有向病人解释疾病、诊疗计划及风险收益的能力,有良好的语言表达能力,有处理复杂情况的能力,能够倾听病人和家人的需求、有同情心。

教学能力主要涉及的是师资在带教方面的能力,包括教学设计、教学技能、教学材料设计、教学组织与评价 4 个二级指标。其中,教学设计包括 3 个三级指标:能够建立教学目标,能够选择使用适当教学方法,能够设计符合住培医师特点的教学内容。教学技能包括 4 个三级指标:能够引导住培医师思考和讨论,能够营造生动活泼的教学氛围,能够提供贴近住培医师经验的例子,能够运用循证医学方法引入临床病例。教学材料设计包括 3 个三级指标:能够通过学习目标设计或选择合适的教材,能够将临床病例转化为教材或教案,能够熟练运用多媒体教材。教学组织与评价包括 3 个三级指标:能够有效地组织教学活动,能够科学地开展教学评价,能够在教育评价后持续改进。

职业素养主要涉及的是师资个人素质,包括信念与态度、专业成长、个性特质 3 个二级指标。其中,信念与态度包括 5 个三级指标:具备良好职业道德及敬业精神,认识教学的意义和价值,具备教学热情,与住培医师良好互动的能力,随时支持和帮助住培医师的能力。专业成长包括 3 个三级指标:随时吸收新的医疗信息、关注和了解住培相关政策,参加各种形式的专业和教学学术活动,定期开展研究并发表相关论文。个性特质包括 4 个三级指标:具备团队协作能力,友好善良、耐心,自信的自我表达,具备榜样作用。以上构成师资胜任力指标模型表(表 1-1)。

表 1-1　师资胜任力指标模型表

一级指标	二级指标	三级指标
1. 专业能力	1.1　临床能力	1.1.1　具备临床知识
		1.1.2　有正确的临床判断及思维能力
		1.1.3　有临床操作能力
		1.1.4　熟悉临床伦理、法规等
		1.1.5　有整体医学观
	1.2　临床沟通能力	1.2.1　有向病人解释疾病、诊疗计划及风险收益的能力
		1.2.2　有良好的语言表达能力
		1.2.3　有处理复杂情况的能力
		1.2.4　能够倾听病人和家人的需求,有同情心
2. 教学能力	2.1　教学设计	2.1.1　能够建立教学目标
		2.1.2　能够选择使用适当教学方法
		2.1.3　能够设计符合住培医师特点的教学内容
	2.2　教学技能	2.2.1　能够引导住培医师思考和讨论
		2.2.2　能够营造生动活泼的教学氛围
		2.2.3　能够提供贴近住培医师经验的例子
		2.2.4　能够运用循证医学方法引入临床病例
	2.3　教学材料设计	2.3.1　能够通过学习目标设计或选择合适的教材
		2.3.2　能够将临床病例转化为教材或教案
		2.3.3　能够熟练运用多媒体教材

续表

一级指标	二级指标	三级指标
2. 教学能力	2.4 教学组织与评价	2.4.1 能够有效地组织教学活动
		2.4.2 能够科学地开展教学评价
		2.4.3 能够在教育评价后持续改进
3. 职业素养	3.1 信念与态度	3.1.1 具备良好职业道德及敬业精神
		3.1.2 认识教学的意义和价值
		3.1.3 具备教学热情
		3.1.4 与住培医师良好互动的能力
		3.1.5 随时支持和帮助住培医师的能力
	3.2 专业成长	3.2.1 随时吸收新的医疗信息
		3.2.2 参加各种形式的专业和教学学术活动
		3.2.3 定期开展研究,并发表相关论文
	3.3 个性特质	3.3.1 具备团队协作能力
		3.3.2 友好善良、耐心
		3.3.3 自信的自我表达
		3.3.4 具备榜样作用

第三节 师资准入聘任

住培师资准入聘任,是住培师资职业化、标准化的第一关。科学合理的准入聘任,有助于提升住培师资队伍的整体素质。为建立适合我国实际需求的住培师资队伍建设体制和长效培训机制,建设一支高质量、高水平的住培师资队伍,我们研究近年来国内住培师资队伍管理体系建设的现状,分析国外先进经验,提出进一步完善现有体系的建议和对策,以建立起完善的住培师资聘任制度。

一、师资准入聘任条件分析

住培师资准入,是住培师资的初次聘任,即初次认定。目前,国外住培师资聘任条件相对成熟,程序相对合理。

(一)德国住培师资准入聘任

1. 住培师资聘任资格的要求 德国教学岗位的申请者需通过实践证明,

并取得教育与教学资格。也就意味着申请者必须在聘任前就已经积累了教学实践经验。教学实践经验,除了理论课以外,还包括研讨课、案例、技能教学等。德国的住培师资聘任系统认为,住培师资应在被聘任前就已经研究了教学理论、方式与方法,形成了自己的教学特色,否则就不能很好地展开教学活动。这是基于胜任力的准入聘任,且以临床带教为核心能力。但是在教育与教学方面的要求也不过于严格,因为申请者不必是大师,而是如其被聘任后能继续提高教学水平。

2. 住培师资聘任程序 德国住培师资聘任程序的重点是在聘任过程中,重视和考核聘任的前提条件。一般会成立聘任组委会来实施整个聘任程序。聘任组委会不是常设机构,而是需要时临时设立的一个小组委员会,由其专门负责提供聘任人选建议。为了确保公正、公开,避免出现与"择优挑选原则"不相符的内部事先确定、或者非正式因素产生影响等现象,提高聘任组委会成员始终遵守聘任程序符合规则的主动性,聘任组委会必须有外单位的人员参与。男女平等委员会也会参与聘任组委会的工作。

(二)美国院校住培师资准入聘任

以代表美国公立大学系统的加州大学为例,其前身是 1853 年成立于奥克兰的加利福尼亚学院,如今已拥有 10 所分校、5 所医学院和教学医院。加州大学不仅是一所对加州发展影响深远的巨型大学系统,也是美国最大和最具影响力的公立大学之一,其洛杉矶分校(University of California, Los Angeles, UCLA)成立于 1919 年,是加州大学系统中的第二所大学,是研究型大学,也是全美培养尖端人才领域最广的大学。UCLA 医学院又称为 David Geffen 医学院,其教学和科研水平处于全美领先水平。UCLA 医学院现有教授 2924 人,其中,临床教授 1603 人,占 54.8%。

临床教授对科研和社会服务方面的要求相对次要,但对临床和教学的要求则处于非常重要的地位,非常接近于住培师资要求(表 1-2)。临床教授需要承担大量的教学任务和临床诊疗工作,并且从晋升副教授开始,额外要求在本专业范围内,达到所在社区卫生服务的权威水平。

表 1-2　加州大学洛杉矶分校医学院不同教授系列的医教研要求

教授系列	科研	教学	临床	社会服务
普通教授和住校教授系列	++++	+++	++	+
临床教授系列	++	++++	++++	+

教授系列	科研	教学	临床	社会服务
HS 临床教授系列	+	+++	++++	+
兼职教授系列	++	++		

1. 岗位职务设置及晋升年限要求 UCLA 医学院专业技术职务评定分为研究系列、教学系列、管理系列和临床护理系列。每个系列从低到高分为 3 种职称：助理教授、副教授和教授。其中，助理教授分为 6 个等级，每个等级的晋升年限为 2 年；副教授分为 5 个等级，每个等级的晋升年限为 2 年；教授分为 9 个等级，每个等级的晋升年限为 3 年。

2. 职务晋升聘任机构及职责 董事会是加州大学的最高权力机构，学校校长掌握行政管理权，学术评议委员会执行学术管理权，形成了双轨的"权力-责任"体系。加州大学各分校具有独立设置的教学岗位，校长有聘用教师、任命终身教职、评定教师职务的权力。

UCLA 医学院职称评定流程包括：部门互评、系主任考评、学院学术评议委员会评定、主管学术评议的分校副校长最终审定。其中，在同一个职称中，内部级与级之间的晋升相对容易。助理教授从 1 级晋升到 4 级、副教授从 1 级晋升到 3 级，每次达到 2 年的年限即可晋升；教授从 1 级晋升到 5 级，每次达到 3 年的年限即可晋升，只需要通过部门互评，系主任就有权进行最终审定，无需提交到学院学术评议委员会。

系主任在作最终审定之前，会与被考评者进行一次详谈，主要是谈论被考评者前几年的工作和专业表现。被考评者需要提供一份自评书，总结自己各方面的成就，提供相应的佐证材料，如工作履历、专家推荐信、发表论文、编撰书籍的证明复印件等。系主任综合上述材料，提出自己的评语，同时作出是否晋升的决定。

除上述情况以外的晋升流程，如前面提到的正常年限晋升未能通过者，需要推迟到第 4 年评议；晋升 5 级以上的助理教授或者从助理教授晋升到副教授，晋升 4 级以上的副教授或者从副教授晋升到教授，晋升 6 级以上的教授或者终身教授，系主任考评阶段只是提出自己的评语以及是否适合晋升的建议，并提交到学院学术评议委员会进行评定。每年负责晋升评定的学院学术评议委员会由 15 人组成，主席为主管学术评议的分校副校长，其余 14 人由学院学术管理委员会指定。

（三）国外住培师资准入聘任的特点

1. 准入聘任条件要求明确　国外对住培师资聘任资格的要求都是基于胜任力的,重点突出,要求明晰。在总原则下,各单位会有细则条款进行说明,但总原则是一致的:①紧密围绕教学能力;②紧密结合本单位的发展目标和人才需求;③要求都是明晰、公开而且具有知晓度的。

2. 准入聘任程序公开公正　国外对住培师资聘任的程序是完备和公平的,均设置专门的委员会来开展,对委员会成员的构成也是要求颇多,如德国要求有外单位人员参加,对男女比例也有要求。

3. 准入聘任对实践能力有较高要求　在聘任过程中,不仅要了解申请者的基本情况,还要评估其实践教学能力。因此,试讲、评教等多作为考核的工具和评判标准,这是值得借鉴的。但也有负面影响,如人力成本过多、周期过长等。

二、师资准入聘任的原则

（一）坚持以人为本,保持适当的师生比例

目前,总体来说,优质的住培师资队伍还是欠缺的,而且临床医师的业务工作十分繁忙,带教积极性难以充分调动。为了建设和培养一支优质的住培师资队伍,如何设立住培师资聘任条件和考核体系是非常重要的。既要保证准入的条件,又不能过于严格,还要考虑到住培师资发展的潜力和可持续性。因此,现阶段可以适当扩大住培师资队伍,确保师生有一定的比例。只有具有一定基数的住培师资队伍,才能遴选出更优秀的住培师资,实现优质的住培师资可持续发展。正如院校教育中,师生比例能够准确地反映办学规模和人才资源利用效率,体现一所高校的综合实力与办学水平。据调查,在美国高校的师生比例中,越是知名的高校,师生比例越高,反映了美国高等教育之先进、培养质量之高。在毕业后教育中,其教育本质和教育理论是相近的,师生比例的优化程度,将决定住培医师的培养质量。

（二）坚持以"生"为本,重视住培师资的教学能力

住培师资通过教学活动,传授医学理论知识和临床实践能力。如何将知识转化成住培医师能理解、临床技能能提升的能力,体现了住培师资的教育和教学水平。因此,在住培师资准入聘任过程中,应突出对住培师资教学能力的评估,确保住培师资能将其掌握的专业知识和临床技能转化成教学成果,一代代传承和发展。

（三）坚持创新改革,探索破格聘任制度

目前,我国的住培师资聘任对学历、职称、带教年限探讨的较多,但未来应该更倾向于申请者的实际能力。一位年轻的申请者如果已经有较好的教学理念和教学效果,应该予以聘任;而一位申请者即使有多年的带教经历,但教学方式不好、教学理念缺乏、教学效果不佳,聘任时仍应慎重考虑。学历和职称同样如此。因此,在保持住培师资队伍职称结构、年龄结构、学历结构的基础上,要大胆改革创新,积极探索建立破格聘任制度,加快选拔优秀住培师资的进程,促进住培师资队伍的新陈代谢,提高住培师资队伍的积极性和主观能动性。

（四）坚持公平合理,设置规范的聘任评价程序

国外对住培师资聘任的程序,体现了公平公正原则。通过设置评聘委员会来开展工作,同时注意外单位人员的参与、男女平等和种族平等。我国可以借鉴国外经验,如成立评聘委员会,优化委员会成员比例,加大公开公示力度。同时,注重考核申请者的实际能力,拓展聘任评价的维度、深度和广度,如教学能力可以通过试讲、实地讲课等形式进行。将单次的聘任评价和日常评价结合起来、住培医师评价与专家评价结合起来。

三、师资准入聘任的条件

医学人才培养中,不但要培养其"医"的能力,而且要培养其"教"的能力。国外已经将教学能力培养融入住院医师规范化培训之中,取得较好的效果。在加拿大,92% 的急诊医学住培基地将教学能力纳入住培医师的培养目标,33% 的住培基地认可 3 年及以上的住院医师可以正式带教,50% 的住培基地提供临床教学岗位的轮转。2014 年原国家卫生计生委出台的《住院医师规范化培训管理办法》,要求规范化培训要适当兼顾临床教学。教学能力的培养应贯穿于住培的始终,并给予一定的实践机会。住培期间更倾向于教学理论和技能的学习与演练,并应用于低年资住培医师的临床带教。住培结束后,"助教"是一个从被培训者向培训者过渡的较为合适的角色。

医学人才培养中,应该设置教学相关课程,包括教学基本理论、教学方法、沟通技巧、多媒体应用技术等。我们开展的专家咨询中,88.2% 的专家认可在成为住培师资前,应参加住培师资岗前培训且考核合格。所以,符合一般条件且有教学培训经历的人员,需要参加岗前理论和技能培训并考核合格。

理论培训与考核内容,主要包括:①医学教育学、教育心理学相关理论、医学教育的基本理论;②相关法律法规及住培政策、住培标准和细则;③临床专业知识不作培训,但在理论考核中会涉及。

技能培训与考核内容,主要包括:①教学方法,如教学查房与小讲课技巧、疑难病例讨论的组织等;②医学人文、伦理、沟通技能、反馈技能、团队领导技巧等;③有关专业的标准化临床技能操作、病历书写等。

(一)师资准入聘任基本条件

对住培师资胜任力的准入聘任条件,专项调查显示:55% 的住培师资倾向于以本科作为住培师资准入的学历要求,100% 的专家认可住培师资学历应在本科以上;88.2% 的专家认可住培师资职称在中级以上。年龄和执业时间并不是主要的条件,但鉴于医学实践的特性,参与医学教学的人员应具备一定的医学实践经验和教学经验;同时,相对于普通临床医生,住培师资投身教学,需付出更多的时间和精力,并且需要有一定的教学热情。基于此,可以根据住培师资胜任力开展综合评估,根据评估结果,确定是否准入住培师资队伍。但为了方便操作,基于住培师资胜任力必须具备的能力,提出住培师资准入聘任基本条件。

1. 专业知识方面

(1)职称要求:主治医师专业技术职务 3 年以上。

(2)学历要求:本科及以上学历。

(3)执业要求:具有本专业"住培师资合格证书"和"医师执业证书"。

(4)专业要求:具备良好的专业水平,专业技术过硬。

2. 教学能力方面

(1)具备较好的教学能力,1 年以上助教经历,住培医师及督导评价合格。

(2)参加岗前培训并考核合格,取得岗前培训证书,培训内容包括:教育心理学、教育学、相关法律、相关政策规定(住院医师培养标准和细则、基本教学方法等。

3. 职业素养方面

(1)医德医风:具有良好的医德医风,为人师表,责任心强。

(2)教学信念和态度:具有带教意愿和时间,热心教学工作,能认真履行各项住培的工作职责,能够保证每周带教时间,以完成教学任务。

(二)师资准入聘任否决条件

设置住培师资准入聘任否决条件,能够有效保障住培师资聘任的基本条件。住培师资必须具备良好的专业知识、教学能力和职业素养,具有要求严且综合的特点。住培师资应具备良好的医疗技术水平,所以对发生严重医疗事故且负主要责任的医生,其带教质量也会受到质疑,故不应将其列入带教行列。每年的医师年度考核可综合反映医师的德、能、勤、绩、廉,在住培师资准入上具有较好的参考价值,对于严重违纪或受到廉政处罚的人员,不予准入。专项调查显示,"最不能容忍"的住培师资是没有带教意识的,91%的被调查对象认可这一点,并作为一票否决条件;其次是违纪违法(72%)、年度考核不合格(66%)、发生医疗事故(44%)。专家咨询显示:100%的专家认可近3年发生重大医疗事故者不予准入,82.4%的专家认可近3年一次年度考核不合格者不予准入,100%的专家认可近3年发生严重违纪或廉政处罚者不予准入。基于此,提出住培师资准入聘任否决条件,只要有一条不符合,即不予准入,具体如下:缺乏带教意识和带教热情的,近3年一次年度考核不合格的,近3年发生重大医疗事故的,近3年有严重违纪或廉政问题的。

四、师资准入聘任的程序

(一)师资准入聘任部门

国外的住培师资聘任一般由所在单位实施,并成立专门的委员会来开展聘任工作。国内住培师资聘任工作也基本由住培基地(医院)实施,在实施过程中各有千秋,大部分没有成立专门的委员会来开展住培师资聘任工作,而是根据简单的住培师资准入条件简单地纳入。为进一步规范住培师资准入聘任工作,通过调研,48.45%的住培师资建议住培师资聘任应由所在单位组织,27.95%认为应由卫生行政部门组织,23.60%认为应由行业协会组织。基于我国住培发展实际,建议国家层面出台住培师资准入聘任总要求,省级卫生行政部门统一组织并出台适宜省域的住培师资准入聘任规定,具体由住培基地(医院)实施。住培基地(医院)结合单位实际,制订本单位住培师资聘任要求、条件、流程,成立住培师资准入聘任委员会,具体实施住培师资准入聘任工作。住培基地(医院)应将聘任过程、结果报备于省级卫生行政部门,审核后合格者授予证书,住培师资持证上岗,享受住培师资的权利和义务。

(二)师资准入聘任流程

住培基地(医院)根据国家和省级住培师资政策要求,发布住培师资准入聘任通告,明确住培师资聘任的政策、条件、程序和管理措施。个人主动提出申请,并由上级住培师资和科室负责人推荐,经所在专业基地负责人同意,提交给住培基地(医院)住培师资准入聘任委员会,由委员会进一步对住培师资胜任力进行综合评估,以确定住培师资准入聘任人员,报省级卫生行政部门备案,发放住培师资准入聘任证书。

在住培师资准入聘任过程中,住培基地(医院)应充分发挥专业基地的作用和权利,听取专业基地的合理化意见,以保障聘任的住培师资符合专业基地的临床教学特点和实际发展需求。

住培师资准入聘任在专业知识、教学能力、职业素养等综合评估中,专业知识基本以学历和职称认定,由科室负责人推荐,并通过访谈和调查相结合评估;职业素养主要结合上级住培师资和科室负责人推荐,并通过访谈和调查相结合来评估;教学能力的评估需发挥委员会的作用,结合各专业基地特点,提出共性和个性适宜的考核评估方式,比如采取观摩临床带教、试讲、试带教和平时工作表现等多种形式,以客观、有效地评估教学能力。因此,住培师资胜任力评估应根据各阶段评估目标和目的,结合实际设定各指标分值,并确定合格或通过线,以便专家合理公正判定。

五、师资准入聘任探究

我国住培制度正处在建设初期,住培师资队伍建设也在不断的探索和完善中。随着住培制度的深入推进,各方必定积极探索、创新和完善住培师资准入聘任。卫生行政部门应积极鼓励各培训基地(医院),结合人才培养规律和教学规律不断创新和改进,探索出符合培训基地实际的、有利于住培师资队伍建设的准入聘任模式与方法。

(一)探索住培师资分层聘任

培训基地要本着住培师资队伍不断建设发展的理念,在普通住培师资的基础上发展高级住培师资。普通住培师资,承担着常规教学;高级住培师资在此基础上要指导普通住培师资,发挥示范引领作用。将高级住培师资的聘任条件设置为:在满足普通住培师资要求的基础上,增加 4 个条件:①职称要求:主治医师专业技术职务以上;②临床能力:专业技术突出,有相对稳定的病人数量,外科医生应具有相应的手术资质;③教学能力:具备较好的教学能力;④经历要求,2 年以上普通住培师资经历,住培医师及督导评价合格。各单位也可以根据实际调整聘任条件,如职称要求、学历要求等。这种分层聘任方式,可以有效地建立住培师资梯队,在保障住培师资教学水平的基础上有助于年轻住培师资的培养,以及高级住培师资的再培养和提升。

（二）探索住培师资分类聘任

根据教学工作需求和专业特点，结合住培师资特长，合理配比、组队，将住培师资聘为理论授课师资、临床带教师资、技能培训师资、医学人文师资、命题考核师资。

对不同类型的住培师资，可以有不同的要求和聘任条件。例如：①理论授课师资聘任，应侧重教学能力和方法，要求熟练掌握住培标准和细则、理论知识等；掌握基本教学方法，能根据住培要求制订教学大纲、教案、教学讲义等；经过试讲合格，具有理论授课能力，取得师资资格证者优先。②临床带教师资聘任，侧重于临床思维能力和临床实践能力，要求具备良好的专业水平；专业技术过硬；掌握临床带教基本方法，能开展教学查房、小讲课、临床思维训练、基于问题的学习（problem-based learning，PBL）教学等基本教学形式，效果良好；具备一定的医学人文、伦理、沟通技能、反馈技能等。③技能培训师资聘任，侧重于临床技能和模拟教学的方式，要求熟练掌握基本技能标准化操作流程和相应专业技能标准化操作流程；能开展或持续参加医学模拟培训，具备一定的医学模拟训练能力；熟练掌握各项模拟培训器材使用方法和教学能力。④医学人文师资聘任，侧重于师资的医学人文水平、高尚的医德医风以及较好的语言表达能力和沟通能力，能将抽象的人文理论以实际事例展示出来，讲授生动。⑤命题考核师资聘任，应在深厚的专业知识基础上，能够结合住培标准和要求，完成命题、组卷、考核、成绩分析、总结等能力。

这种分类聘任方式，可以促进住培师资的专科化建设，充分发挥住培师资特长，鼓励住培师资在某一领域不断钻研深化，做精、做透、做实。

（三）探索住培师资导师型聘任

将住培师资进行更高水平的提升和细分，比如设立导师型师资、教学研究型师资和管理研究型师资。①导师型师资聘任，需要具备需求诊断力、课程建设力、培训监控力、质量管理力，对培养住培师资具有新思路和新理念，能够承担住培师资遴选、培训、培养、考核等职能。②教学研究型师资聘任，以开展教学研究为主，承担住培师资整体规划、提升的理论研究和实践研究，有较好的研究能力、敏锐的洞察力和思维能力，已形成一定的教学研究基础；具有较高的理论和实践研究经验和能力；能够形成一定的教学成果。③管理研究型师资聘任，以开展管理研究为主，承担住培管理工作 5 年以上，有充足的管理经验；且具有较高的理论和实践研究经验和能力。

这种聘任方式，更加提升了住培师资的内涵，对其能力提出了更高的要求,能对今后住培师资队伍的建设发展提供长足的动力。

（四）探索住培师资破格聘任

借鉴职称低职高聘、破格聘任的形式,对于一些特别优秀的住培师资,即使其在学历或职称条件上略有不足,也给予聘任的机会。如职称或学历一项不达标者,需满足以下条件才能破格聘任:①能胜任住培师资的工作职责和要求,考核合格,住培医师与督导评价良好;②达到住培师资培训的要求;③在教学方面获得省级及以上奖励,具有优秀教学能力;④有一定的教学研究能力,取得教学成果。

各单位可根据实际,设立破格聘任条件,在保证住培师资队伍的严要求、高品质的基础上,挖掘并遴选到优秀的教学住培师资。

（五）探索建立助教制度

调查问卷显示,88% 的住培师资支持成为师资前应实行助教制度;专家咨询显示,70.6% 的专家认可成为住培师资前应担任助教 1 年以上且督导合格。在住培师资准入时,应确保准入对象达到一定的助教频次,助教工作期间的实时评价合格(包括带教对象、教学督导、教学管理人员的评估),方可成为住培师资。助教工作包括:协助临床带教、技能带教、小讲课等。我国可建立助教制度,住培医师结业后即可自愿申请成为助教。助教应具有一定的教学热情,能保证每周的带教时间,能参加教学培训,进一步储备教学能力并具有自我完善的能力。

第四节　师资再认定

随着住培制度的不断推进,对临床教学的要求越来越高,对师资的整体要求也越来越高,师资的教学能力和素养也必须随之提升,师资聘任优胜劣汰机制必然被提上日程。师资再认定机制有助于保持师资队伍的高质量,有助于保持师资队伍的活力和先进性。

一、师资再认定的现状

（一）国外医学教育相关资质再认定机制

国外医学教育相关资质再认定,多限于医师资质证明的专业证书或者与医学院相关的教授职称,而临床一线带教老师主要纳入师资发展项目（faculty development）范畴；一些专项技能培训课程的师资资质或部分非医学相关技能资质有其特定的再认定机制。

1. 医师资质证明专业证书的再认定　美国医师有执业执照（执业的合法依据）及专业证书（资质证明）。执业执照是在住培结束后从州政府部门申请，有效期一般为 2 年，到期需要申请延期，不需要考试；执照在各州之间不能通用，跨州工作需要重新申请。专业证书则全国通用，由相应专业协会颁发，需要通过严格的考试和审查后获得，有效期一般为 10 年，到期需要通过考试延续。

2. 医学相关的教授职称再认定　2011 年美国医院协会的一份公开资料显示，供职于教学医院的执业医生只占全国医生总人数（约 160 万人）的 7%~9%，这部分执业医生涉及教授或副教授等学术头衔的评定；其余 90% 以上的执业医生都是地位平等的主治医师（attending），主要进行临床诊疗工作，没有明确的科研或教学任务的要求。受雇于教学医院的执业医生，学术职称的设置与普通大学老师相同，但教授类型会有不同方向。以加州大学（University of California，UC）为例，其教授分为科研为主型教授、临床为主型教授，合同期一般为 1 至 3 年，可续签，少数为终身制。

3. 专项技能培训课程师资的再认定　专项技能培训课程的师资，比如，美国心脏协会（American Heart Association，AHA）导师的培训和晋级流程为：准入—聘任—再认定—晋级准入—聘任—再认定。

（1）准入。分为两步：第一步，临床医师先学习基础生命支持（basic life support，BLS）理论课程和技能操作实践课，通过现场考核，成为 BLS 持证者；第二步，学习 BLS 导师课程并通过理论考核，成为 BLS 准导师。

（2）聘任。在主任导师的监管下，进行 BLS 教学并通过现场督导考核后，正式成为 BLS 导师，有效期为 2 年。

（3）再认定。对于 BLS 导师，要求每 2 年完成 4 场 BLS 教学并符合质量要求，方可继续保留 BLS 导师资格，成为新一轮 2 年周期的 BLS 导师，每 5 年完成知识更新课程。如果在 2 年内未完成质量合格及数量符合要求的培训，或在 5 年内未完成新标准的学习更新，则不再具备导师资质。

（4）晋级准入。分为两步：第一步，如果要成为高级心血管生命支持（advanced cardiovascular life support，ACLS）导师，需要在学习 BLS 基础上再学习 ACLS 理论课和技能操作课程并通过考核，成为 ACLS 持证者。第二步，进一步学习 ACLS 导师课并通过理论考核后，成为 ACLS 准导师。

（5）聘任。在主任导师的监管下，进行 ACLS 学员教学并通过督导考核后，正式成为 ACLS 导师,有效期为 2 年。

（6）再认定。每 2 年完成 4 场 ACLS 教学并符合质量要求,继续成为新一轮 2 年周期的 ACLS 导师。

如果 BLS 导师 2 年内完成 8 场质量符合要求的 BLS 教学,参加主任导师课程并通过考核,即可成为 BLS 准主任导师;在完成授课督导并得到认可后,正式成为 BLS 主任导师。ACLS 导师需在 2 年内完成 8 场质量符合要求的 ACLS 教学且取得 BLS 主任导师资质,方能参加 ACLS 主任导师的培训、考核、督导,成为 ACLS 主任导师。

在住培师资再认定方面,国外尚没有明确的制度,类似于美国心脏协会的专项技能培训课程的师资再认定,提供了可借鉴的设计思路。

（二）国内医学教育相关资质再认定机制

根据原国家卫生部、国家人事部颁发的《继续医学教育规定（试行）》(卫科教发〔2000〕477 号)和全国继续医学教育委员会颁发的《继续医学教育学分授予与管理办法》(全继委〔2006〕11 号),继续医学教育对象(中级职称及以上,含教编、医编的在职、延聘、返聘医技人员)每年参加继续医学教育活动,所获得的学分不低于 25 学分,其中 I 类学分(国家级继续医学教育项目、省级继续医学教育项目和推广项目)5~10 学分,II 类学分(自学、发表论文、科研立项、单位组织的学术活动等形式的继续医学教育活动)15~20 学分;五年内 I 类学分 25~50 学分,II 类学分 75~100 学分。继续医学教育与医师的职称晋升相挂钩,在一定程度上与医师的再认定相关,但无直接认定关系。国内执业医师有年度考核,年度考核与执业资格有关,在一定程度上相当于医师资格的再认定。

目前国内住培师资再认定机制尚无成形的案例。专项调查显示,56.52%的师资认为自己的带教资质是永久的。98.37% 的师资认为建立再认定机制有必要,排在前两位的理由是:随时间推进,行业要求愈加具体化,优势教学方法多,需要与时俱进(达 85.78%);大浪淘沙,留下真正对教学有热情的人(达51.09%)。

（三）其他行业资质再认定机制

其他行业资质,存在类似的再认定机制,国际专业潜水教练协会(Professional Association of Diving Instructors,PADI)基于学员为中心的课程设计,所有训练课程在世界各地都具有相同的严格标准,不论潜水员在全球何处受训,其所学习的技巧与理论都实现同质化,唯一的不同只是培训的环境不同。PADI 明确规定即使拥有 PADI 潜水员证书,如果 6 个月内不曾潜水,则在进行欢乐潜(fun dive)前需要完成"水肺潜水复习课程(PADI ReActivate™)"。

二、师资再认定探究

(一)资质再认定周期的确定

1. 再认定周期的分类 分为固定周期、阶段性延长周期。固定周期是指按照指定时间无限重复。例如,每 5 年开展一次再认定工作。阶段性延长周期是指认定周期根据阶段的提升逐渐延长,例如,第一阶段再认定周期为 2 年,第二阶段再认定周期为 5~6 年,第三阶段为 8~10 年,第四阶段则为无需再认定。

相对而言,固定周期更适用于起步阶段的师资队伍建设,简单且便于组织管理,可在住培基地内推广。阶段性延长周期更适用于师资队伍的进一步发展,作为激励的手段之一,肯定师资的教学工作,培养师资的教学黏性(教学黏性,是指师资各自具备深入探索的领域后,角色认可和主观能动性更佳的状态),但组织管理难度大,深入人心所需时间长,对医院信息化管理要求高。

课题组研究发现,对起步阶段的师资再认定,43.75% 倾向于采用固定周期,50% 倾向于阶段性延长周期,两者并无显著差异。对师资建设发展后期,87.5% 的专家倾向于采用阶段性延长周期的形式。但考虑后期衔接问题后,56.25% 的专家建议尽可能在整个发展过程中采用同一种再认定周期的模式。

我国住培制度尚处在建设初级阶段,为促进师资带教积极性并提升带教能力,为便于统一管理,实施固定周期的再认定模式比较合适。同时,鼓励住培工作走在前列的大学附属医院(住培基地),积极探索阶段性延长周期的再认定模式。

2. 资质再认定周期的时长 再认定起步时长,可结合我国现行的继续医学教育学分制、职称晋升年限等考虑。如果以 5 年为再认定周期,与我国现行的继续医学教育学分、职称晋升周期相一致。目前对住培师资的职称要求为主治医师专业技术职务 3 年及以上,从中级职称晋升到高级职称一般间隔为 5 年,因此,可以将第一次的再认定周期定为 2 年。

考虑医院实际情况,特别是经常有出国交流、下乡支援等因素对初级师资带教工作量的影响以及完成一轮再认定的人力投入消耗,不建议再认定周期小于 2 年。同时,由于再认定结果需要有使用渠道并发挥应有的认定效用,与职称晋升直接关联为佳,不建议再认定周期超过 5 年。因此,再认定周期的确定,建议确认区间为 2 至 5 年。

课题组研究发现,如果仅考虑固定周期模式,60% 的专家倾向于以 3 年为周期,40% 的专家倾向于以 5 年为周期。如果考虑阶段性延长周期,54.54% 的专家倾向于起步周期为 2 年,36.36% 的专家倾向于起步周期为 3 年,72.73% 的专家建议最后一阶段为"无需再认定"(可自行申请)。

根据上述专家咨询和各住培基地实际操作,结合住培医师的培训年限,可采用 3 年一个周期的固定周期模式,不断推动住培师资带教能力的提升。

(二)资质再认定主体的确定

师资管理和培养以专业基地为主体,住培基地(医院)职能部门和行业管理部门对一线师资的工作接触有限。鉴于国内师资管理模式和住培基地实际情况,建议:师资再认定政策由省级卫生行政部门制定,指导并监督住培基地具体实施;住培基地成立相应管理组织、制订实施方案和计划以强化监督;专业基地需强化师资建设工作,负责本专业师资的培训、评价、再认定等工作。再认定主要依据住培医师、同行对师资带教的综合评价、反馈结果以及参加提升师资能力的培训等要求,开展师资再认定工作。可借鉴美国 ACGME 对住培医师六大核心能力的里程碑(milestone)评估小组(Clinical Competence Committee,CCC)(1 名教学主任助理及 2 名骨干师资组成一个评估小组)的模式,成立评估小组,每组评价 10 名左右的住培师资。如果专业基地师资管理和培训由教学主任全权负责,教学主任可指派经过行业认定的高级师资担任主任助理,开展师资再认定工作。

(三)资质再认定内容的确定

再认定的内容应基于师资胜任力,总体来说一般至少包括 3 个部分,分别为带教工作的量、带教工作的质、教学能力再提升(更新)情况。

1. 教学工作"量"的确定 主要涉及带教住培医师数、教学活动承担情况两个方面,具体指标应结合岗位职责和师资评价。

鉴于不同专业基地/轮转科室教学工作量不均衡,如内科、外科等专业基地住培医师均需到放射科及急诊科轮转,后者带教工作量远远高于专业基地本身招收的人数;而康复科、检验科专业基地招收的住培医师较少,且其他专业基地住培医师来康复科和检验科轮转的人数也较少,其工作量总体来说远远低于放射科和急诊科。因此,在确定师资教学工作"量"时,应根据各专业基地特点来确定,且应充分发挥专业基地的作用,听取专业基地的意见。如果能借助信息化手段统计既往该专业基地师资平均工作量,则更为科学。

2. 教学工作"质"的评价 可通过基于胜任力的综合评价、日常评价以及专项评价来评价。评价可依据涵盖上级、同行、住培医师、自我等4方面的评价数据，可以从日常评价和年度评价中提取，也可以每个再认定周期行将结束时开展专项评价，如问卷调查或述职报告等。如果能做到带教师资回避所带教住培医师的出科考试，则住培医师出科考试成绩亦可作为一项教学工作"质"的评价指标；如果该师资承担培训其他带教师资的职责，则可增加被培训师资的评价数据等。

以上数据权重的确定，可根据该阶段住培基地或专业基地层面的重点推进目标。例如，该医院普遍教学氛围不佳，需要师资更多地回应住培医师的需求开展教学，建议住培医师评价带教老师的占较大权重；当该医院着手推进规范化教学时，建议上级和同行评价的占较大比重。同时，需排除某些受干扰数据，如：①懈怠的住培医师因为教学要求提高而得低分的数据；②可通过匿名和考核小组打分的形式避免人情关系导致的无效数据。

其他教学能力的评价，参见本书第三章。

3. 教学能力再提升（更新） 主要为住培师资参加培训情况和效果评定，可参照继续医学教育学分方案，在院级、省级、国家层面制定统计标准。"教学能力再提升（更新）"核算举例：以3年为再认定周期，保证住培师资参加院级、省级及以上组织的且与再认定有关的培训，鼓励个人开展教学方面的研究等，确保每名师资在带教能力方面每年都有学习培训、能力再提升（更新）的机会。

4. 处理好质与量的关系 带教的量与质的关系需要谨慎对待。带教住培医师多的师资，所培训住培医师的质量不一定好；住培医师评价好的住培师资，其教学不一定规范。纯粹从量或者住培医师评价去衡量带教师资，则有失偏颇。需同时考虑几个关联指标，控制干扰因素的影响。

再认定内容（指标）的测量方法应是可行的，需要将数据收集的人力、物力及信息化程度考虑在内。再完美的方案，如果没有足够的信息化和人力支持，无法可持续推行就没有意义。因此，再认定内容一定要基于实际条件设定，方案的确定和变更需要有数据支持。

（四）资质再认定结果的判定与应用

再认定的结果作为该住培师资某一阶段的工作评价，一方面为住培基地（医院）及其专业基地师资管理方案调整提供了依据，另一方面也是师资激励的组成部分。

1. 结果判定的类别 美国哈佛大学教授罗森塔尔等心理学家，发现学员的智力发展与老师对其关注程度成正比关系,称之为期望效应(pygmalion effect):说你行,你就行;说你不行,你就不行。此理论在教育学和心理学领域已得到广泛认同,并被引入人力资源管理领域用于激励员工。资质再认定结果可分为3大类,超出期望(优秀)、符合期望(合格)、不足期望(不合格)。超出期望、符合期望、不足期望人数占比,一般采用强制分布法设定为2:7:1或3:6:1。建议:①存在"不足期望"——有实际警示意义,避免出现不曾落实的警示;②"超出期望"占比大于或等于"不足期望"的占比——基于整体氛围的认可。

如考虑不按占比确定资质再认定结果,可以选择以"一票否决"确定不足期望的人员,即:在规定的多项标准中,有任意一项或者某特定项未达标时,则评估为不足期望。这种指标设置突出特定时期的核心内容,对推进全局工作具有积极意义,但同时也意味着,一旦被否决,所有成绩归零。因此,在实施过程中,务必谨慎考量"一票否决"指标的合理性。例如:3年内,有2次经核实责任在住培师资的教学质量投诉。

其他判定方法可参考本书住培师资评价章节中的绩效考评办法。

2. 结果应用的途径　对住培基地(医院)及其专业基地而言,资质再认定的结果,一方面反映了该住培师资是否称职,同时作为一个综合性指标也反映出住培基地(医院)或专业基地总体教学内容的设置、教学资源和人力资源的投入与产出、教学氛围是否符合预期。

对住培师资个体而言,资质再认定结果是激励师资的重要组成部分,可涉及职称激励、薪酬激励、荣誉激励等方面(详见本书第四章)。生存是人的第一需要,薪酬激励是住培师资激励的重要手段。带教师资的职务、职称是自我实现的重要体现,在住培师资激励机制中发挥重要作用。因此,资质再认定的结果可以与带教补贴、绩效、带薪休假、晋升与聘任及评奖与评优等相关联。

如再认定结果"超出期望",以奖励为主,可以高于一般人员的提薪幅度、优先晋级或破格晋级、带薪休假等为奖励;"符合期望"为基本要求;"不足期望"以警示为目的,可退出带教师资队伍或暂停独立带教,后续可结合一定时期内住培医师评价和上级师资督导反馈,决定是否恢复独立带教资质。

如采用阶段性延长资质再认定周期时,若再认定结果为超出期望,可提高教学津贴、与职称晋升相关联,同时在进入下一阶段认定周期,可取较短的认定时间。如再认定结果为符合期望,可提高教学津贴,同时在进入下一认定周期,可取较长的认定时间。如再认定结果为不足期望,则延长认定周期;若再认定一次仍为不足期望,即不适合担任高级住培师资,则退回至初级师资。

住培师资资质再认定,需在住培推进实施阶段中不断探索,结合住培发展实际和师资所发挥的作用,建立适应住培实际的师资资质再认定机制,保障师资质量的良性循环发展。

第五节 师资准入与认定精选案例

师资的准入、聘任和资质再认定,贯穿于带教师资的整个教学生涯。师资准入聘任的目的是为了评估、遴选出具有"胜任力"的临床带教师资,一支有意愿、有能力、有方法的师资队伍,是确保住培规范有序进行、保证培训质量的前提。师资资格再认定,是为了使师资持续学习、不断更新知识,提高师资队伍活力。通过精选国内外师资准入与认定案例,总结提炼师资准入与认定的条件、程序和方法。

● 案例一 英国全科师资准入认证

英国师资准入时,要求申请者参加培训,完成一定的培训任务并考核合格,才能获得师资认证。成为认证的全科医师满 2 年即可申请全科师资,部分地区要求临床主管才能申请全科师资。申请者需要完成 5 天师资培训、3 篇教学论文和 1 个教学项目才能接受考核,一般需要 1 年时间。

1. 申请者需通过师资培训 师资培训由当地的医学院校和毕业后医学教育委员会联合组织,共 5 天时间,很多地区分阶段进行培训。

培训内容包括教学理论和教学实践,一般前 2 天以教学理论为主,包括常见教学理论的特点、不同的学习模式、师资与住培医师之间的关系等;教学实践主要包括如何做反馈(how to do feedback)、如何做评价(how to do assessment)、如何帮助学员(how to help trainee)等,是教学过程中最主要的环节。通过培训,提升师资的教学理论水平和实践能力。

培训形式以小组讨论(group discussing)为主。住培医师分成若干组,每组不超过 10 人,带教师资主要起引导和启发作用,往往从授课主题引出问题,各组就问题进行讨论发言,每位住培医师都参与其中,在带教师资引导下不断思考、分析,融入整个教学中,提升教学效果。

2. 申请者需完成 3 篇教学论文（非发表） 每篇要求 3000~5000 单词,论文主题由考核专家指定。常见主题包括:"适用于医学教育的学习理论""怎么对问题学员进行反馈""组织开展小组学习最有效的方式"等。申请者需广泛查阅相关文献、与同行和师资进行探讨并不断思考,才能撰写针对性的教学论文,主要考核教学理论水平。

3. 申请者需完成 1 项教学项目 项目内容由考核专家指定,比如"提升诊所的学习和培训文化",申请者需采取相关措施,切实完成教学项目,比如定期召开师资会议、开展形式多样的教学活动、创新教学方式等,并将具体实施方法和效果评估撰写成报告,主要考核教学管理能力。

4. 申请者还需多次观摩师资带教情况,撰写心得,并录制个人带教视频,请师资观看带教视频并给予评价、撰写评语,同时需制订成为师资后的带教计划表、教学能力持续改进计划等。完成相关工作,一般需要 1 年时间。

5. 培训考核严格 申请者完成培训和所有申请材料时,可以向当地的医学院校申请考核。医学院校将组织专家到申请者的诊所,进行现场考核评估。评估很严格,包括诊所教学设施设备等硬件情况,还有申请者的教学水平,需要通过现场查看教学场所、访谈申请者、诊所管理者、同事及全科学员,全面评估申请者的教学能力和综合水平,给予通过与不通过的评价以及改进建议。

通过这样严格的培训考核,师资的教学能力和理论水平有了基本保证。此后,为持续提升教学水平,更新教学理论知识,加强师资间的交流合作,提升整体教学效果,每位师资每年需参加 4~6 个工作坊（workshop,每个工作坊半天）和 1 天教学会议,相关活动由毕业后教育委员会和高等医学院校组织,培训内容均为日常带教面临的常见问题,通过小组讨论巩固和提升师资的教学能力,同时搭建相互交流学习的平台,师资间可以分享经验、交流心得、共同提高。

● 案例二 师资初次聘任

师资的初次聘任,在国家总体框架下,各单位均有一些符合自身特点的准入要求。中国科学院大学宁波华美医院在省级住培基地建立之初,就已经意识到师资对住培制度规范化、同质化的重要性。自 2014 年成为国家级住培基地以来,不断探索师资队伍建设方法并逐步完善相关制度。

一、聘任条件

初次聘任的师资受聘后有更多的教学实践机会和培训机会,其胜任力将会随着时间而不断提升,所以初次聘任的门槛不宜过高。在"胜任力"的框架下,设定下列基本条件。

(一)应具备过硬的专业知识

职称和执业时间并不是主要的条件。鉴于医学的实践特性,参与医学教育的人员应具备一定的医学实践经验和教学经验。结合国家对住培师资的要求,我院要求住培带教老师应获得中级 3 年以上职称、本科学历。

带教老师应具有良好的医疗技术水平,对发生严重医疗事故且负主要责任的医生,其带教质量会受到质疑,将其不列入带教行列。比如近 1 年发生重大医疗事故,则不予带教老师准入。

(二)应具备一定的教学知识

住培带教老师应参加教学相关课程培训,包括教学基本理论、教学方法、沟通技巧、多媒体应用技术等。

住培师资需具有一定的教学经历,成为助教 1 年以上、助教期间工作的实时评价合格(包括带教对象、教学督导、教学管理人员对其的评估)。

教学能力的培养应贯穿于住院医师规范化培训的始终,并给予一定的实践机会,住培期间,更倾向于教学理论和技能的学习、演练,并应用于毕业前本科生带教;结束住院医师规范化培训后,作为一个从被培训者向培训者过渡的角色,助教可以协助临床带教、技能带教、小讲课等。我院的助教由住院医师规范化培训结业后的医生自愿申请或专业基地推荐担任,需具有一定的教学热情,保证每周的带教时间,参加教学培训进一步储备教学能力并具有自我完善的能力。

(三)应具备较好的个人素质

兴趣是最好的老师。对首次聘任的带教老师而言,最主要的是要有一颗热爱教学的心。与普通临床医生相比,带教老师须付出更多的精力和时间,需要有一定的教学热情,才能克服困难,医、教两不误。

每年的年度考核可综合反映医务人员的德、能、勤、绩、廉,在带教老师准入上具有较好的参考价值,年度考核不合格的医务人员,不予带教老师准入。

社会责任感和使命感,也是带教老师所必备的重要素质。对严重违纪或受到廉洁处罚的人员,亦不予带教老师准入。

二、聘任流程

（一）提出申请与推荐

临床医生对照聘任要求和自身条件主动提出申请,由高年资带教老师推荐、经科室推荐、所在专业基地同意,上报至科教部门。

（二）审核聘任条件（岗位胜任力评估）

科教部门收到临床医生申请后,按聘任基本要求即岗位胜任力三大指标对医生信息进行审核,不符合条件的,直接聘任为助教;符合条件的,统一安排参加师资岗前培训。

（三）岗前培训与考核

岗前培训并考核合格,内容包括理论和技能培训与考核。理论培训考核内容主要包括:医学教育学、教育心理学相关理论,医学教育的基本理论,相关法律;住院医师规范化培训政策,住院医师培养标准和细则。临床专业知识不作培训,但在理论考核中会涉及。

技能培训考核内容主要包括:教学方法如教学查房、讲课与小讲课技巧、病例讨论的组织等;医学人文、伦理、沟通技能、反馈技能、团队领导技巧等;相关专业的标准化临床技能操作指导、病历书写批改指导等。

岗前考核不合格者,给予一次重考的机会,再次不合格,需要重新培训。

（四）提交讨论通过后聘任

经岗前培训考核合格后,拟聘名单递交医学教育委员会讨论,通过后予以聘任。

医院的准入聘任,是在实践中根据实际情况不断完善的过程。未来,随着医院师资水平的提升,师资准入的要求也随之提高。

● 案例三 师资分类遴选与聘任

不同的教学场景和教学类型,对师资的要求不尽相同,如理论课侧重于老师的课堂教学能力和较为精通的专业知识,教学查房侧重于老师的实践经验、临床思维和学员引导能力,技能培训侧重于老师的操作能力和细心耐心的个性。中国科学院大学宁波华美医院开展了分类聘任,确保了各项教学任务的顺利开展,提高了教学活动的规范性和同质性。

一、分类原则

(一)简单、重实效

为使师资管理更加高效,根据实际需要,逐步增加师资分类。例如:在临床师资的基础上,选择部分教学热情高、技能水平好的老师为技能培训师资;选择教学理论和实践丰富的老师为督导老师。医院内师资群体相对固定,大量教学工作有赖于一批充满教学热情的师资。师资分类不宜层次过多、过于复杂,否者不利于师资专业化发展。

(二)自愿与推荐和指定相结合

在师资分类认定时,宜根据实际情况,采用自愿与推荐和指定相结合的方式,选择教学能力强、专业技术优、教学热情高、责任感强、配合好的老师作为师资。除了自愿参与教学工作外,对那些要求较高的教学任务,可以视作指令性或激励性任务,激励骨干师资承担更多的教学职能,提高医师的认同感和自我价值感。

二、具体师资分类情况

见图 1-1。

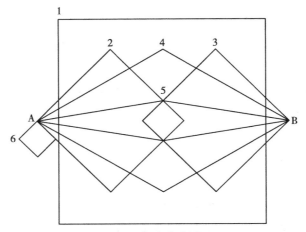

图 1-1 师资分类图示

1 所示大正方形代表临床师资,即在临床中带教的师资;

2 所示斜正方形代表技能师资,是承担临床技能培训的师资,大部分技能带教老师是临床师资,也有很少一部分是非临床师资如影像医学专业加入了

影像技师等;

3 所示斜正方形代表公共理论知识师资,同样的,大部分是临床师资,小部分是非临床师资如医学伦理学、医患关系学等课程由相关科室的非临床人员承担;

4 所示大菱形(顶端 AB)代表住院医师导师,对住院医师科研、生活、轮转学习等进行指导;

5 所示扁菱形(顶端 AB)代表教学督导,对医院各类师资相关教学活动开展的质量进行监督指导;

6 所示小正方形代表助教(前述)。1 和 6 以外的区域代表广大的不带教的医护人员。

三、聘任要求

以技能师资聘任为例,遴选条件有:成为师资 1 年以上,具有较强的责任心和教学热情,具有较高的临床技能操作水平和讲解水平,由本专业基地推荐、岗前培训及医学教育委员会讨论通过后聘任。聘任后,技能培训老师还可推荐本专业基地助教,协助完成教学任务。

岗前培训,是技能师资聘任前的一个重要环节。医院拍摄了各种技能操作标准视频,备选师资观看这些视频,熟悉各种操作流程,包括基本技能标准化操作流程和相应专业技能标准化操作流程,使技能培训内容标准化。其他培训内容还包括:学员的培训需求、课程安排和培训流程,模拟器材的使用等。此外,师资还可选修医学模拟训练,使技能师资具有一定的医学模拟训练能力。

实践证明,开展师资分类聘任后,师资钻研相关课程更深,师资专业化程度越趋提升,教学同质化较好。

● 案例四 师资分层与分类

浙江大学医学院附属第一医院,结合人才培养规律和教学需求,对师资进一步细化分工,优化教学人力资源配置,形成了完善的分层分类方案,提高了临床教学质量。

一、师资的分层

师资队伍建设发展的经验表明,师资的分层设置越来越重要。浙江大学医学院附属第一医院开展师资分层设置,将师资主要分为带教师资、骨干师资、培训导师3层,形成了稳定的"金字塔型"人力资源配置,既促进了临床医师教学能力的提升,又有助于精练师资队伍,保障师资质量。

(一)带教师资

基本要求:符合医院住培师资准入要求,并通过岗前培训考核;承担临床带教一线任务,参与科室教学活动。

设置目标:引导有生力量,培养教学习惯。

(二)骨干师资

基本要求:担任带教老师1年及以上;作为主力承担专业基地/轮转培训科室教学活动,参与教学管理和带教师资培训。

设置目的:激励中坚力量,稳定师资队伍。

(三)培训导师

基本要求:担任院级及以上师资培训师或住培评估专家,了解教育学相关知识;作为主力承担带教师资培训工作,负责教学质量控制和教学改进。

设置目的:凝聚核心力量,提升教学质量。

二、师资的分类

现有专题师资类别包括英语师资、技能师资、命题师资等。实践证明,师资的分类设置应基于临床教学需求,一方面,师资的临床工作压力大,教学精力有限,从教学活动分工,可以发挥整体效能,提高教学效率;另一方面,将同类型教学机会给予有热情的师资,为其提供充足的历练机会,促进专题师资专长发展,逐步形成个人核心竞争力。

(一)英语师资

基本要求:承担留学生带教,并获得好评;开设英语教学课程,组织英语角活动。

设置目的:提高学员医学英语专业能力,接轨国际。

(二)技能师资

基本要求:通过相应技能项目师资培训与认定,例如AHA、腔镜技能、手术动物等(不同的技能项目,师资的遴选条件也不同,不仅限于符合带教师资的人群,包括护理及主治未满3年的师资),每年完成规定课时数。

设置目的:规范师资和住培医师的技能操作,保障临床安全。

（三）命题师资

基本要求：参与省级及以上考试考核的命题培训，出题质量佳；完成命题任务，参与考官培训。

设置目的：保证考题质量，提高考核信效度。

（四）其他

如小讲课、教学查房、教学读片等，需要一定教学技巧的教学活动，根据各专业基地教学需求不同略有差异。

● 案例五　外科专业基地手术技能教学师资分类与认定

浙江大学医学院附属第一医院，探索外科专业基地师资的分层分类聘任，将手术技能教学师资分为基础师资、高级师资和项目主管，明确了资格认证标准、目标职责。

一、基础师资

1. **一般要求**　主治医师 3 年及以上，热心教学事业。接受院级住培师资培训合格后，经专业基地认定。

2. **临床能力**（普外为例）　主刀体表肿瘤切除术、阑尾切除术、疝修补术、胃肠穿孔修补术、肠切除吻合术、乳腺良性肿瘤切除术、甲状腺良性肿瘤切除术、胆囊切除术等（提供手术记录）。

3. **资格认证**　接受专业基地组织的手术基本技能课程培训（含腔镜操作），考核合格，颁发证书。

4. **职责**　住院医师临床带教，讲授手术基本技能课程，每年参加国家级住培学术会议 1 次。

二、高级师资

1. **要求**　从事基础师资教学 2 年及以上，热心教学事业。

2. **临床能力**（普外为例）　主刀肝癌切除术、胆总管切开取石术、胃大部切除术、结肠癌根治术、乳腺癌根治术、甲状腺癌根治术等（提供手术记录）。

3. 参加浙江省高级师资培训班培训，取得证书。

4. **资格认定**　接受专业基地组织的高级手术教学课程培训，并考核合格，颁发证书。

5. **职责** 住院医师和专科医师临床带教,培训基础师资,讲授手术操作高级课程(含腔镜操作),每年参加国家级住培或专培学术会议 1 次。

三、项目主管

1. **要求** 从事高级师资教学 3 年及以上,高级职称,热心教学事业。

2. **临床能力**(普外为例) 主刀胰十二指肠切除术、胆管癌根治术、半肝切除术、胃癌根治术、直肠癌根治术等(提供手术记录)。

3. **资格认定** 专业基地组织评定。

4. **职责** 保证一定的教学时间,住院医师和专科医师临床带教,培训高级师资,规划和设计手术教学课程,开展手术教学研究,创新手术方式。

第二章　师资培训

师资队伍建设是住培工作中的重要内容。加强师资培训，提高师资带教能力和水平，对提升住培质量具有重要的意义。在师资培训工作中，遵循师资成长规律，以满足住培需求为导向，通过系统性的师资培训，丰富带教师资的临床教学方法，提高带教师资的临床教学技能，以带教师资的同质化推动住培结果的同质化。

第一节　师资培训概述

一、师资培训的必要性

（一）医学传承与发展需要

无论是现代医学还是传统医学，教育和传承是医学得以发展的秘诀之一。现代医学在 19 世纪末 20 世纪初与科学结合，使其探索人体奥秘的进程大大加速，创造出大体量的医学知识体系，医学知识的更新变得越来越快速，这要求医生成为高效的终身学习者和教育者。全新的医学教学方法，不再单纯地强调课堂知识的讲授，而是强调利用循序渐进的自我导向经验学习方法，持续终身学习（life-long learning），并将这些医学知识、技能与态度传授给年轻的医生们。

不管一名医师是否承担专职教学职责，教学活动潜移默化地体现在每天接受患者咨询、提出新的诊断意见、与患者沟通治疗方案等过程中。所以，每名医师有必要了解什么是有效的教育方法，需要掌握一些符合成年人学习理论的教学技巧。无论是自我学习能力的获得，还是教学方法和技巧的掌握，都需要通过各种形式的培训来实现。

如果医师没有关注医学教育，不把医师当成教师来培养，没有掌握自我学习的方法,并且将终身学习作为一项"求生技能",那么,医师可能无法促进人类健康水平的提升。

(二)合格医师如何成为合格教师

医学教师的角色,不再只是讲授者或知识供给者,更多的是要成为引导学员自我学习和反思的促进者。与此同时,"胜任力"培训的概念被提出,要成为一名合格的医师,仅仅具有医学知识是不够的,还需要具备照护患者、沟通交流、自我提高、综合决策等核心能力和行为。例如,一项研究提出了教师的六种角色:信息提供者、榜样、促进者、评估者、计划者和资源拓展者。另外,斯坦福大学教育家 Lee Shulman 还提出教学内容知识(pedagogical content knowledge, PCK)的概念,即:专业的教学需要将教学原理与教学内容相结合,加强教师对自己专业的理解,才能用最有效的方式为学生组织和传授教学内容。

所以,要成为一名合格的医学教学专家,除了当好知识传承角色以外,还需要经过系统的、多样的师资培训,使得临床医师成为合格的学术型教师。美国 ACGME 在培训基地管理规定中,对师资都有明确的条件与要求。

二、师资培训的现状

(一)国外师资培训现状

1. 美国师资培训 美国的毕业后医学教育的师资培训通常从三个层面开展:

第一层是医学教育社会团体的层面。例如 ACGME 每年通过全国的教育大会(Annual Educational Conference)对临床教师或教学管理人员进行培训,推行医学教学的理念并构建全国性的医学教育氛围。除此之外,ACGME 还举办较小规模的师资培训课程工作坊(workshop),主题是提升"临床教师评估能力(developing faculty competencies in assessment)",以实现胜任力医学教育(competency-based medical education, CBME)目标。因规模限制,以往每期只招收全美少量的临床核心教师或培训项目主管参加。在 ACGME 的网站上,还为临床教师提供了在线学习的机会,有定期的美国医学教育家的讲座以及高质量的师资培训的授课视频等。另外,美国其他的医学教育团体,如美国内科医学教育联盟(Alliance for Academic Internal Medicine, AAIM)等也会每年多次举办教学学术会议与师资培训,来传播胜任力医学教育的新观念与研究成果,并促进临床教师与管理工作者之间的交流。

第二层是住院医师与专科医师培训基地与培训项目开设各类的师资培

训,具有"点滴式"培训为主、"集中式"培训为辅的特点。例如,美国罗马琳达医学中心的内科住院医师培训项目的师资培训,在前期的师资培训需求调查基础上,设计开展全年的"点滴式"师资培训,即每月 1~2 次教学主题培训,时间控制在 30 分钟左右,参与人数在 10~20 人。主题包括胜任力教育概念、学习理论以及教学管理等,培训形式多样。而且可以反复开展,效率高,实际操作强。"集中式"培训则以 1~2 天的教学论坛为主,脱开临床集中学习,特色是邀请住院医师共同参与。还有一些著名的医学院校也开设高水平的商业化的师资培训,例如斯坦福大学医学院的师资培训中心(Stanford Faculty Development Center,SFDC),采用"培训未来的培训人才(train-the-trainer)"的目标来开展教学理念的传播。每年挑选出来的优秀医学教师参加为期 1 个月的教学促进者(facilitator)训练课程(每期限 6 人)。这些受训教师要求在培训完成后回到自己各自的基地,将为其他的师资和住院医师开设同样的师资培训项目。

　　第三层是临床工作中的师资培训。事实上,美国医学教育发展过程中,教学已经成为一名医师的基本职责,每名医师都能以不同的方式参与到教学活动中。从医学生开始,在医院实习阶段,高年级的医学生就开始对低年级的医学生进行教学;随后的住院医师与专科医师的培训阶段,教学能力培养是预期目标之一,他们要学会如何进行正式和非正式的教学和指导,通过自身的行为传递职业的使命感和责任感。美国医学教育家 Louis Pangaro 提出的"RIME"评估模型中,清楚描述了一个年轻医师逐级成长的 4 个阶段,即报告者(Reporter)、分析者(Interpretor)、处置者(Manager)与教育者(Educator)。医学教育最终阶段就是成为能够帮助他人(年轻医师与患者)答疑解惑的医学教育者。与此同时,美国医学院校协会与西奈山医学院合作,设计了"明日教师培训计划",以提高医学生的临床教学和学术领导能力,医学教育研究能力。现在,对医学生进行课程目标内的教学培训,已经成为医学院认证标准之一。

　　根据职责和能力,美国的师资分为不同的类别,如临时教师、核心教师、教学(项目)主任、师资导师等。每类师资根据级别和职责不同,需要达到相应的目标和培训要求。每个层次的师资都要开展针对性的学习,提高对自身教学能力、教学方法、评估技巧以及认证标准的熟悉程度。ACGME 作为认证机构要求各培训项目各级的临床教师都要熟悉各项教学任务的目标和要求,并符合一定准入要求。例如,所有师资需要满足以下资质:①拥有最近的美国医学专业认证委员会(the American Board of Medical Specialties,ABMS)在本培训项目中资格认证;或者拥有被国际住院医师监督委员会接纳的合格证明。②拥有医学执照和医疗职责。

ACGME 规定的所有教职人员共同的要求:

（1）投入充足的时间参与教育项目来完成监督和教育的职责,并展现出对住院医师教育的强烈意愿。

（2）管理与维护有益于住院医师胜任力培训的教学环境。

（3）参与教师培训计划,旨在提高教学成效,促进学术活动。

（4）建立和维护一个可质询,并能开展活跃研究属性的学术环境:①教职人员必须常规的参与有组织的临床病例讨论、查房、读书报告,以及各类课会。②核心师资成员必须至少完成(在 5 年内)平均每年一项的以下学术活动成绩:a. 获得经同行评议的学术经费资助;b. 在经同行评议的杂志上发表原创性研究或综述性论文,或者编写教科书的章节;c. 在经同行评议的教育研讨会、临床系列的本地、区域性、全国性或国际性专业与科学社团会议上发表或现场汇报案例分析;d. 参与国家级或国际级的委员会或教学组织。

核心教师是整个教师团队的核心成员,ACGME 规定他们满足以下额外的要求:①在胜任力领域是专家级水准的评估者;②支持项目主任的工作并与其紧密合作;③协助项目主任一起设计与执行评估系统;④教育住院医师,并能提供建议;⑤每周至少 15 小时的时间参与住院医师教育和项目管理。

带教师资在繁重的临床工作并兼顾医学教育工作的过程中,压力和倦怠也是很常见的。为了促进教学活力,相关机构要通过各种激励措施来吸引并留住临床教师。从 Bligh 的观点来看:"教师发展计划是机构对其员工内在信念的外在表现"。政府及专业团体有权要求高等院校(包括医学院校)定期进行教学审核,以保证教学质量。师资的教育实践还需要给予奖励并获得教育资格。

2. 英国师资培训 英国对师资培训和考核一直非常严格,如申请认证全科师资需要通过当地医学院校和毕业后医学教育委员会联合组织的培训,时间共 5 天,培训内容包括教学理论和教学实践,培训形式以小组讨论(group discussion)为主。通过培训提升申请者的教学理论水平和实践能力,并在老师引导下通过小组讨论不断思考、分析,融入整个教学中,提升教学效果。当申请者完成培训并通过所有考核,成为全科师资后,为持续提升教学水平,更新教学理论知识,加强师资间的交流合作,提升整体教学效果,每位师资每年还需参加 4~6 个工作坊(每个工作坊半天时间)和教学会议(时间为 1 天),相关活动由毕业后医学教育委员会和医学院校组织,培训内容均为日常带教过程中面临的常见问题,通过小组讨论的形式巩固和提升师资的教学能力,同时搭建相互交流学习的平台,分享经验、交流心得、共同提高。

（二）国内师资培训现状

师资队伍建设一直是住培工作中的重中之重,各省、各地、各单位对师资培训工作做了多方位的积极探索和实践。国家抓住住培工作的弱点和重点,于 2012 年颁布了《全科医学师资培训实施意见》,明确了培训目标、培训内容、培训时间和培训要求。培训委托中国医师协会和各省组织,并在全国多地设置了区域性国家级全科医学师资培训基地、省级全科医学师资培训基地,开了住培师资培训的先河。同时,国家卫生行政部门委托中国医师协会开展住培师资培训,中国医师协会特地成立毕业后医学教育部,以承担全国住培师资培训为主要任务。近年来,中国医师协会单独举办或与相关省市卫生行政部门或医师协会合办,开展了形式多样、内容丰富的住培师资培训。为推动师资培训工作,在对住培基地实施综合评估中,将师资培训列入评估指标,要求每家住培基地每个专业基地至少要有 1~2 名师资参加过国家级住培师资培训,同时要求各省和住培基地开展相应级别的师资培训工作,确保每位师资都有机会接受培训。

全国各地积极探索,不断创新改革,相继出台师资培训政策。2010 年原上海市卫生局颁发《上海市住院医师规范化培训医院和师资管理办法（试行）》（沪卫科教〔2010〕13 号）、2014 年原新疆维吾尔自治区卫生计生委颁发《自治区住院医师规范化培训师资培训实施方案（试行）》（新卫科教发〔2014〕5 号）、2015 年原广东省卫生计生委颁发《关于加强住院医师规范化培训师资队伍建设的指导意见》（粤卫〔2015〕82 号）、2015 年原河南省卫生计生委颁发《关于加强住院医师规范化培训教学管理工作的通知》（豫卫科教〔2015〕23 号）、2016 年原北京市卫生计生委颁发《北京市住院医师规范化培训指导医师管理办法》（京卫科教〔2016〕14 号）等,对住培师资培训进行规范,推动了师资培养和队伍建设。

浙江省是住培先行先试的省份之一,为切实推进住培制度,师资培训已经历了三个阶段。第一阶段为全科医学骨干师资培训阶段。2011 年颁发了《浙江省全科医学骨干师资培训方案》,目的是为培养全科医学带教师资骨干,为积极推进全科医师规范化培训工作打好坚实基础。此培训历时 10 个月,其中 1 个月理论、9 个月在全科医学师资培训基地实践,实现专业能力和带教能力

"双提升"。该培训实施了 6 年(2011—2016 年),为全省培养了 1500 名全科医学骨干师资。第二阶段为住培初级师资培训阶段。2012 年颁发了《浙江省住院医师规范化培训师资培训方案(试行)》(浙卫办科教〔2012〕3 号),全面开启全省住培基地师资培训,对主治医师及以上拟从事带教工作的医师进行临床带教师资培训,分为专科方向带教师资、全科方向带教师资、社区实践基地带教师资、公共科目理论师资 4 类,开展针对性培训,培训总学时为 100 学时(集中培训时间不少于 40 学时),实行全省统一培训大纲、统一考试、统一颁发证书,对考核合格的师资颁发《浙江省住院医师规范化培训师资合格证书》。截至 2017 年末,全省通过培训的师资已达 1.2 万余人。第三阶段为住培高级师资培训阶段。2017 年颁发了《浙江省住院医师规范化培训高级师资培训模块化培训方案(试行)》(浙卫办科教〔2017〕4 号),拉开了全省住培高级师资培训项目的序幕。住培高级师资培训项目是在初级师资培训的基础上开展的,旨在进一步提高住培师资的管理和带教能力,努力实现师资同质化,加快住培的同质化进程。

三、师资培训的问题

在国家和省级组织开展的住培基地评估工作中,发现师资队伍能力参差不齐是较为突出的问题。师资能力参差不齐,根源在于师资培训存在一些不容忽视的问题。

(一)顶层设计不够

目前全国共有 800 多家住培基地,住培师资是一支庞大的队伍。师资数量庞大,能力大小和成长环境各有差异,师资培训亟待有序有效开展。在国家层面,除颁发了全科医学师资培训实施意见、每年给予住培师资培训一定补助外,缺乏统筹各层面、各组织明确的职责范围及要求。全国各种师资培训项目繁多,住培基地、省(市、区)卫生行政部门、中国医师协会、其他学(协)会均开展住培师资培训,师资培训不成体系,导致有些住培基地师资出现重复性培训,费时费力却收获不大。

(二)各省市培训政策差异大,发展不均衡

从时间来看,上海 2010 年就颁发了相关政策,北京 2016 年才颁发相关政策,大部分省市都集中在 2014—2015 年颁发相关政策。从内容来看,上海市颁发的师资管理办法未涉及到具体培训细节,北京市颁发的指导医师管理办法涉及到师资的培训形式、培训基地、培训频次,广东省颁发的师资队伍建设

的指导意见涉及到培训目的、培训对象、培训方式、培训时间、培训内容、培训实施、培训管理和考核发证,浙江省颁发的师资培训方案涉及到培训目标、培训对象、培训方式、培训学时、培训内容、考核发证、政策措施、组织管理等方面。各地政策差距较大,特别是还有部分省份尚未出台有关政策,使住培基地师资培训受到一定影响。

(三)对师资的分层分类定位不清

目前,师资培训普遍采用分层分类方式,对不同类型的师资进行针对性的培训以提升培训效果。由于分层分类的标准尚不明确,浙江省初级师资培训将师资分为专科方向带教师资、全科方向带教师资、社区实践基地带教师资和公共科目理论师资,2017年又新设了高级师资培训;广东省将师资分为带教师资和骨干师资;新疆维吾尔自治区则未对师资进行分层分类。各省执行起来,培训标准和内容各不相同。

(四)对培训主体和培训对象的定位不清

目前,培训主体包括国家和省级卫生行政部门、行业协会、高等院校和住培基地等,不同地区对不同培训主体的培训任务和培训目标定位不清,容易出现交叉与重复培训的情况。同时,培训对象的准入标准界定不清,比较含糊,不同地区存在差异。比如,新疆维吾尔自治区要求培训对象为大专及以上学历,浙江省则要求培训对象为本科及以上学历。

(五)培训零碎,缺乏系统性

目前,省级层面有相对统一的组织培训。比如,新疆维吾尔自治区、广东、上海、北京、浙江在培训形式、培训内容、培训时间等方面有所明确,可以结合本区域住培需求来实施,组织管理相对有序,培训内容相对统一。但较多的省份缺乏相对统一的培训要求,致使培训缺乏系统性、有序性,只要有培训班就派人参加,容易出现内容与需求不符,培训形式与内容不相适宜,出现重复性或交叉性培训,达不到培训的目标,师资整体能力很难在一定时期内得到全面的提升。

四、师资培训探究

(一)加强师资培训体系的顶层设计

在国家层面,加快研究出台住培师资管理的政策体系,以实现师资管理的规范化和标准化,明确师资培训、准入、聘任、考核、再认定等一系列要求。对浙江、北京、上海、江苏、湖北等省市3299名住培师资的调查显示,93.87%的师资认为需要建立住培师资培训体系。师资培训作为师资体系建设的重要一环,首先,在制度设计上,要把师资培训作为师资准入和再认定的必备条件。其次,要明确师资的分层分类标准,可以将师资分为两个层面,即初级师资、高级师资(骨干师资)或师资导师,初级师资主要是符合师资基本条件的;高级师资在符合一般师资条件的基础上,对那些起示范引领作用的师资群体应培养成高级师资,如专业基地主任、专业基地教学主任等。在住培工作不断发展、师资队伍要求越来越高的情况下,师资队伍可向专业性发展,如公共科目师资、专项技能师资、考核专项师资等。此外,在充分吸收各省师资培训实践经验的基础上,确定师资分层分类培训模式,对培训大纲、培训对象、培训方式、培训时间、培训课程、培训管理、考核发证、保障措施等作出统一、规范的原则性要求,各省可在国家统一的培训框架下,根据实际情况组织实施。国家层面主要开展高级(骨干)师资培训,省级层面和住培基地主要开展初级师资培训,并承担一定的骨干师资培训任务,开展师资继续教育,提升师资整体教学能力和水平。

(二)强化师资培训内容的针对性和实用性

调查显示,97.37% 的住培师资认为,师资培训中最关注的是培训内容。在培训内容设计上,应以培养师资胜任力为核心,主要包括教学理论、教学方式、教学技巧、教学评价和师资的职业素养等,从管理和教学两方面入手,全面提升师资能力。就目前的情况看来,师资培训需着重加强常规教学方法与规范、常规的教学技巧与管理、教学设计与评价等内容培训,使培训师资掌握使用案例教学、情景教学、模拟教学、参与式教学等方法,掌握多媒体教学工具的运用。在培训课程设计上,可安排优秀教师进行教学示范,组织观摩活动,促进沟通、汲取经验、取长补短、优势互补。

(三)促进师资培训方式多样化

师资培训可采取教学示范与教学实践相结合、课堂教学与现场考核相结合等多种方式。一方面,注重教学方式的多样化,可采用 PBL 教学、CBL 教学等参与式教学等方法,强调"参与"与"互动"的教学理念,充分调动参培师资的主动性,促使参培师资最大程度地吸收培训内容,保证培训质量。另一方面,针对师资临床工作繁忙的特点,可以聘请优秀专家、知名学者到住培基地为临床带教师资进行集中授课,亦可借助学术团体的力量和平台对带教师资进行培训。另外,要注重实践教学,遴选一些教学工作较好的师资培训基地,开展实践培训,使师资培训更直观更现实更实用操作性。

（四）注重师资培训考核的有效性

构建以效果为导向的师资培训考核体系,对带教师资的培训考核,除了常用的传统理论考核以外,可增加实践考核内容,如开展床旁教学查房、PBL 教学考核、模拟教案的撰写、教学活动质量控制方案分析等。要统一考核标准、要求,以考核过程的规范性实现培训效果的同质性,努力使培训后带教师资掌握相关的教学理念及教学技能。

第二节 师资能力提升途径和形式

师资能力的整体提升是目前亟需解决的问题。师资能力提升的途径和形式各不相同。美国内科医师协会(American College of Physicians, ACP)在临床医学系列教材中指出,要成为优秀的临床带教师资,可从"两个维度、四种途径"来解决,"两个维度"是指"非正式和正式的学习方式"和"个人行为和团队行为的学习"(图 2-1),"四种途径"总括起来主要是指:实践中自我反思式学习、同行互助式学习、教学团队式学习、结构化课程式学习。

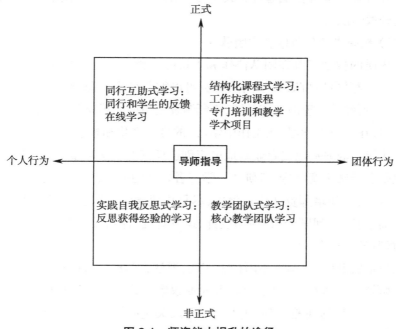

图 2-1 师资能力提升的途径

一、师资能力提升途径

（一）基于医疗实践的自身反思与分析

临床带教师资在日常医疗实践中开展教学工作，并反思和分析自身的诊疗过程和教学过程，从中提炼临床及教学经验，这是一种非正式、个体化的自我培训过程（图 2-1 左下象限），这个途径贯穿于整个临床实践过程，是每个师资必须具备的能力。如果这种学习过程加入与他人的探讨、相互的反馈或者利用其他学习工具（如网络教程）（图 2-1 左上象限），那么就会使这种原本个体化的培训过程显得更规范高效，这就是同行互助式培训。鼓励临床医师通过不断参与各种教学活动，如小讲课、教学查房、床边带教、操作指导，来获得教学经验；并且与教学同行探讨、交流、反馈教学过程，这些都是不可多得的师资培训方法，也有利于更好地构建培训基地的教学环境和氛围。

师资自身的反思和分享，常见的形式有：一是自我学习，通过自我反思、利用各类教学文献和资源进行学习和提高；二是同行互助式指导，临床带教师资在日常工作中、在共同教学中相互学习，同行间通过设定某种学习目标，相互观察、反馈和提高。几乎每个师资都会通过上述途径不断提升，课题组研究显示，有 96.51% 的师资尝试通过自我学习，93.77% 的师资尝试通过同事间的指导来提升教学能力。

（二）构建志向相投的教学团队

最优质的教学只有在团队协作和支持的环境下诞生。在日常工作中，构建教学志向相同的团队，教学团队成员可以彼此分享资源、经验，形成团队学习环境，达到教学思想的火花碰撞，不断激发出更好的思路和想法，达到"为工作而学习，在工作中学习，从工作中学习"的良好文化和教学氛围（图 2-1 右下象限）。同时，培训基地或专业基地更应创造良好的教学环境、鼓励教学，让临床带教师资能够平衡临床、科研和教学三者之间的关系，鼓励核心教学团队的构建。因此，在住培师资队伍建设中，尽早构建起骨干核心师资团队，定期开展教学需求摸查、问题分析、活动设计、运行管理、评估反馈等活动，引领教育理念，营造教学氛围。

在住培实践中，各基地不断探索实践，浙江大学医学院附属第一医院组建了住培师资与管理核心团队，旨在及时商议解决住培工作运行中特别是临床师资带教中出现的问题，定期或不定期开展关键问题讨论。浙江大学医学院附属邵逸夫医院采用了美国式的住院医师培训项目主任制度，由其领衔组成核心师资团队,让临床医师自主运行与管理本专业的住院医师培训工作。浙江大学医学院附属妇产科医院在住培专业基地师资培训中,构建专业基地核心教学团队,提出专业基地运行"齿轮说"(参见本章第六节)。

(三) 发挥师资导师的指导作用

导师制由来已久,与学分制、班建制同为 3 大教育模式。导师象征着有相当的知识、智慧与引领,是知识、技能与态度的传播者。在培训基地,一定存在一批专业技术硬、教学能力强、职业素养好、具有较高威望的前辈师资,是师资成长过程中很重要的导师。师资导师最大特点是建立师资间的"导学"关系,针对师资个性差异,导师因材施教,能够传导很多显性和大量隐性的知识和能力。住培师资导师在师资队伍建设起着举足轻重的作用,在师资能力提升的各环节、各环境下都起着至关重要的作用。在住培师资队伍建设的过程中,如果有"师资导师"始终能够为年轻的临床师资提供咨询、指明方向、答疑解惑并推荐加入优秀的团队,将对其提升医学教育能力有着极大价值,会起到事半功倍的效果,也能更好地实现教育培训目标。

(四) 参与结构化师资课程培训

师资培训是提升师资能力非常重要的途径,也是最常用的途径,是一种基于团队、集中培训的行为。培训课程设置和培训内容根据不同需求而异。从课程设置来说,结构化课程是师资培训较为常用也较为推崇的。通常在摸清需求的基础上,设定培训目标和培训内容,并有效地根据内容特点进行分类组合,形成单元式、模块化、系统性的培训课程,能在一定时期内使师资能力循序渐进地提升。目前,结构化培训形式常常有课程、研讨会或教育项目等,更能被多数人理解和接受。课题组研究发现,81.83% 的师资认为,参加培训是提高带教水平的主要途径,84.65% 的师资参加过各类师资培训,81.32% 的师资会主动参加各类师资培训。

培训课程的设计,可以借鉴加拿大 McGill 大学医学教师和医学教育中心主导进行的最佳证据医学教育(best evidence medical education,BEME)项目指南(BEME Guide)。他们通过对教学研究数据的分析,基于最佳学术证据提出,有效的师资培训课程项目应具备以下特点:①首先进行培训对象的需求评估;②以循证医学为依据的教学课程设计,基于教育和学习的原则搭建理论和概念框架,采用多元的授课方式来实现不同的培训目标;③强调培训项目的临床意义和教学责任;④体现经验学习的方法,内容应与培训对象原有知识储备相链接,并且通过实践来强化;⑤能获得反馈并进行反思,合理规范的反馈有利于提高教学水平;⑥长程培训,允许参与者在一定时间内反复学习并且在工作中不断应用;⑦有意识地构建教学团队,使得参与者在教育氛围中相互协作、支持、反馈和提升;⑧获取机构(主管部门、学校或医院)的支持,在政策和条件上对受训者开展支持,引导教学变革。

师资能力的提升,应该在临床实践过程中,将教学融入、贯穿其中,不断摸索、实践、完善,并与教学团队不断交流,在师资导师的指导下不断改进与提升。也就是说,师资的能力提升,与临床工作相随相伴,相互依存。由于每家医院教学底蕴不同、教学氛围不同,导致教学认识、教学态度、教学规范、教学技巧均存在较大差异。同时,我国尚处在住培制度推进初期,较多的临床师资不了解、不熟悉、不掌握住培政策、住培特点、住培要求,单纯依赖前面3种途径显得不够,须参加一些课程培训,进行专题学习和提升,使师资的认识、态度、技巧尽量往相对同质、规范的方向发展,为住培同质化目标打下基础。

二、师资培训常见形式

师资培训形式灵活多样,时长不一,常见的有以下几种。

(一)短期培训

这是最为常见的一种培训形式。通常是确定了培训对象,围绕一个目标,设置几个专题内容,设定一些重点课程,遴选一些优秀师资,利用3~5天的时间,通过集中授课的方式开展培训。住培制度推进的初期,全国各地这类的师资培训较多,常常开展住培政策宣贯、教学理论、教学方法、课题设计、教学经验交流等培训。例如,国内师资培训的形式,目前主要以短期培训为主,包括集中理论授课(几乎所有的师资培训均有该类型)、教学研讨会、远程自学培训和远程录像授课、集体备课、导师带培(资深导师)、临床观摩等。浙江省的初级师资培训就属于短期培训,对象为所有师资,时间为1周,内容为卫生法规、住培政策、教学理论、教学方法、培训标准解读、医学人文等,以提高师资带教认识为主要目的,在住培制度实施初期起到了至关重要的作用。

(二)长程培训

包括一系列的知识性授课、每月定期的研讨、科研项目和教师培训等整合性课程。培训时间为1~2年,使临床教师在增长医学教育知识、技能的同时,获得教学领导力提升和学术能力的发展,构建教学团队和社交网络,最终改进整体机构的教学氛围。目前,全国师资培训长程项目非常少。浙江省率先于2016年开展了师资长程培训项目(浙江省住院医师规范化培训高级师资培训项目)设计,旨在循序渐进地提升师资能力,并于 2017 年正式实施。此项目对培训内容进行递进式设置,以教学和管理为主线,逐渐阶梯式模块化升级,第一层级为管理和教学基础能力提升,第二层级为管理和教学技巧提升,第三层级为管理和教学研究能力提升。培训周期约 3 年,培训对象分时段参与培训,每年至少培训 1 个模块,三年完成 3 个模块,并作为师资考核和再认定的指标。长程培训具有系统性、连贯性和循序渐进性的特点,通过不断的强化和提升,促进了知识的不断更新和与时俱进,也为培训对象提供了有效的经验交流平台,更容易营造教学和学术探讨的氛围。

(三)工作坊

目前,工作坊越来越流行,是常用的一种教学方式。通常工作坊是以一名在某个领域富有经验的主讲人为核心,10~20 人的小团体在主讲人的指导下,通过讲授概念、讨论、反馈等多种方式,共同探讨某个话题。与传统的教育方式相比,工作坊具备一些鲜明的特征:①探讨的话题往往更有针对性。培训内容针对性强,很多时候都涉及到相关领域的前沿话题。②组织形式更为灵活。包括互动式讲座、小组讨论和练习、角色扮演、模拟练习等体验式学习。培训平均时间多为 3~8 小时,在师资培训中常用于教学查房、小讲课技巧等教学活动,也可用于临床教学技巧培训、PBL 导师培训、模拟教学等。工作坊力图通过互动、参与式研讨,尽可能激发学习者对教学的关注与探讨。

上述 3 种培训形式中,短期培训项目和工作坊是较常用的。长程培训项目,主要针对目前培训多而零散、重复、缺乏系统性、连贯性和循序渐进性的缺点而设计,很有必要。

另外,师资培训可以与高级学位授予相衔接,如一些教学专修证书课程或者医学教育学位项目。这些项目对课程设置、教学评估和教学领导力感兴趣的人尤为适用,更加关注职业发展。还可通过建立精品课程,利用远程网络开展师资培训。目前大家积极探索使用 PBL、案例教学、情景教学、模拟教学、参与式教学等方法。总之,培训形式多种多样,采取什么形式需要根据需求和内容来决定。

第三节　师资培训目标设定

师资培训是住培的重要环节,也是做好同质化、规范化教学的前提和基础。要做好师资培训,在了解需求的基础上,设定好培训目标尤为关键。狭义上,师资培训的主要目标是提高教学水平、提升教学效果,最终体现为受训的医学生、住院医师或专科医师的行为改变和能力提高。相对全面的师资培训,应立足于师资胜任力的培养,也就是专业能力、教学能力和职业素养的培养。

一、专业能力的培养

教师的主要职能,是传道、授业、解惑。作为带教师资,首先要有丰富的临床专业知识、较强的临床思维和判断能力、娴熟的临床操作能力,熟悉临床伦理、法规,有整体医学观。其次,要有较好的语言表达和临床沟通能力,有同情心,能够倾听病人的需求,能向病人解释疾病、诊疗计划和风险收益,具有处理复杂情况的能力。最后,作为一名优秀的带教师资,还要在工作中不断学习、自我反省与提高,不断汲取新的知识和技能。

二、教学能力的培养

(一)理解教学原则

医学教育是有目标的教学活动。每一个医学教育阶段都要制订完整的培训计划,包括教学目标、教学方法、评估计划等。教学方法和评估方法都会对学习过程产生正面或负面的影响。作为毕业后医学教育的一部分,住院医师规范化培训应遵循下列原则:①坚持理论联系实践,以实践为主的原则;②坚持自学与辅导相结合,以自学为主的原则;③坚持工作与学习相结合,以工作为主的原则;④坚持"严谨作风、扎实基础、宽广知识",注意能力培训的原则;⑤坚持培训、考核一体化原则。

(二)熟悉规章制度

作为带教师资要熟悉国家和所在省份的住院医师规范化培训各项规章制度,包括:关于建立住院医师规范化培训制度的指导意见、住院医师规范化培训管理办法(试行)、住院医师规范化培训基地认定标准(试行)、住院医师规范化培训招收实施办法(试行)、住院医师规范化培训内容与标准(试行)、住院医师规范化培训考核实施办法(试行)等,掌握所在或相关专业基地的培训细则,并根据培训细则和不同专业的学员制订本科室培训计划,明确住院医师在职业道德、专业能力、人际沟通和团队合作能力、教学与科研能力这些能力在该轮转过程的具体体现,并将这些计划细化为月计划、周计划。

（三）掌握各种临床教学方法

临床教学方法有很多种，教学方法的选择首先要考虑与培训目标和评估方法保持一致。临床教学中常用的教学方法有：阅读（如教科书、文献、病历）、授课/讲座（如小讲课）、小组讨论（如以问题为基础的讨论）、查房（如教学查房、医疗查房）、病例讨论、角色扮演（如标准化病人）、模拟教学、写作（如学习心得、论文撰写）、住院医师自己设计教学活动等。

（四）掌握各种评估方法

评估是教学过程的重要步骤，需要精心策划、周密实施。严格的评估通常很复杂，通常从培训项目本身和住院医师两个层次设计。另外，评估还可以分为形成性评估（又称过程评估）和终结性评估。

常用的评估方法有：评价表格、访谈、理论笔试、书面评价、口试、直接观察、培训日志、绩效检查、技能操作、OSCE 等。Miller 金字塔是医学教育常用的一个评估模型。值得注意的是，没有一种评价方法是完美的。对于长程培训项目，最有效的评估策略是在不同时间点进行多方位多种评价。

评估体系通常包括培训项目评估和住院医师能力评估。从项目层面，关注是否所有住院医师都达到了学习或培训目标，项目是否达到过程目标和终结目标；从住院医师层面，关注他们是否达到了学习或培训目标，如何获得更好的表现。

培训项目评估要收集轮转前、轮转过程和轮转后的信息（轮转前、轮转过程和轮转后要选择不同的考核评估方法），全面了解培训实际过程投入与产出之间的关系（包括总体教学效果、教学计划的优缺点、相关教学人员的需求、教学资源的合理使用等方面问题），确定考核结果与目标的关系。

住院医师能力评估，不同国家有不同的能力评估要素。美国 ACGME 规定评价住院医师有六大核心能力：患者照护（patient care）、医学知识（medical knowledge）、基于实践的学习和提高（practice-based learning and improvement）、职业素养（professionalism）、人际沟通技巧（interpersonal and communication skills）和整体观念行医（systems-based practice）。加拿大的医学教育规范（CanMEDs）则通过不同的角色能力进行评估，包括医学专家（medical expert）、交流者（communicator）、合作者（collaborator）、管理者（leader）、健康倡导者（advocator）、学者（scholar）和专业人员（professional）。根据我国《住院医师规范化培训内容与标准（试行）》规定，住院医师的能力从职业道德、专业能力、人际沟通和团队合作能力、教学与科研能力四大方面进行评估。

（五）培养教学领导力

教师教学领导力是在教学活动中,教师通过对住院医师个体和群体的领导,形成教学吸引力、凝聚力和影响力,从而提高住院医师学习水平,提升教学质量。教学质量主要是通过教师教学领导力来实现的。教师的教学领导力,不仅只表现在医学知识的传播上,还同时承担着许多角色,如学校、医院文化氛围创造和传播者、教学目标建立与执行者、临床学习活动的指导者、课程开发设计者、学生集体的领导者、教学纪律的管理者、行为规范的示范者、人际关系的协调者等。教师教学领导力在学校、医院建设发展过程中,起到至关重要的作用。它能解决临床教学中的实际问题,促进住院医师发展、提升教师专业化发展、构建良好的文化氛围,从而实现临床教学的可持续发展。

三、职业素养的培养

教师的职业特点决定了其职业素养是以一定的人文、社会、科学知识,尤其是医学人文知识,以及相关的教育理论和方法为基础的,结合个人经验内化而形成的稳定的人格、气质和修养等,是适应医学教育活动必备的要素。对于师资来讲,其职业素养具有区别于其他行业的内涵和特点,具体表现在:①师资的职业素养通过教学的言行举止,每时每刻都对住院医师产生影响,成为被模仿的对象;②师资的职业素养具有文化继承性,他们的职业素养通过教育作为社会精神财富传递给住院医师;③师资代表医学职业精神的特性,即以人为中心,全心全意为人的健康服务的医学人道主义精神。

此外,临床教学是临床工作中的教学,临床工作中,师资要面对复杂多变的情况和压力,同时要持续保持教学热情并非易事。设定目标、做好时间和情绪管理对保持教学热情至关重要。另外,阅读医学教育史、掌握自我评估技巧、保持与热衷于教学的同行沟通、尽可能多地了解学生等均可激发临床教学的热情。

总之,师资培训应以师资胜任力为目标,提升师资专业技术水平,提高教学能力（掌握各种教学方法,提高教学管理水平,培养教学领导力）,并培养较好的职业素养。

第四节 师资培训内容

培训内容设计必须紧紧围绕"提高教学水平和提升教学效果"这个核心,

只有抓住了这个核心,才能设计出有效的师资培训内容。目前较为常见的教学技能培训内容有床边教学、授课式教学、小组式教学、模拟教学、对住院医师表现开展评价和反馈等,旨在提高住培师资的教学技能。另外,为使师资更好地利用教学原则来举一反三,也需要将一般教育理论和原则、成年人学习原理、教学管理、教学学术研究等方面作为培训内容。此外,对医学人文、职业素养以及沟通交流的教学和评估也作为培训内容之一。

一、国外常见培训内容介绍

（一）教学价值观的培训

浙江大学医学院附属邵逸夫医院的姐妹医院——美国罗马琳达大学医学中心自称为"Faculty Medical Group",即"医学教师组成的医疗集团"。可见,教学医院的属性是教育与医疗并重,并向社会表明"教学医院"存在的第一要务就是要为医学教育提供实践与培训所需的资源与场所。这样的教学医院通常拥有良好的教学氛围,对新晋教学人员积极开展师资培训,其重要内容之一,就是培养重视教育的价值观,告诉新成员"为什么需要教学,如何开展有效的教学"等,并且通过实践来延续这种教学的氛围。

（二）教育理论的培训

在 20 世纪 50 至 80 年代,随着成年人学习原理（adult learning）的广泛研究以及心理及行为学等研究成果在教育中的应用,对传统"被动灌输"的教学理念产生了挑战,"教与学"之间侧重点随之改变。如何学习以及如何培养学习能力已成为教育的核心,掌握学习的方法比学习的结果更重要。国外的师资培训十分注重对教育理论的培训,了解成年人如何学习的原理,了解行为、社会、认知与经验学习理论在医学教育中的作用,才能真正地领会现代医学教育方法的意义,实现教育的目标。

（三）教学能力的培训

检索以美国为主的国外文献发现,常见师资培训项目的内容,大部分是关于临床教学技巧和教学评估方法等,具体的培训内容包括:如何在时间紧迫时进行教学,提高教学的互动性,开展有效的小组教学、临床教学技巧、门诊教学方法、授课技能和操作技巧、教学反馈、学生评估、幻灯片制作、学习成果评价等。此外,还包括教学设计的内容,例如如何设定教学目标、如何选择教学方法、各类教学技巧的原理与应用、如何设计师资培训项目等。各类模拟教学与评估方法,在师资教学中也占有一席之地。

（四）职业素养的培训

美国临床医学教育十分注重非临床医学能力的培训,例如:如何培养学生的职业素养,如何教授和评估职业素养,如何培养医学领导力与决策,如何提高沟通交流技巧,如何检索与利用医学信息与数据等。

总体而言,美国的医学教育中,师资培训内容全面,始终围绕教育、学习与评价的原理开展培训。旨在让师资根据自身在教育体系中的不同职责,针对教学过程中每个环节,接受相关内容的培训。其中,对普通的一线师资而言,教学技巧与评估方法内容是最常见的。教学项目管理者在此基础上,还需要接受课程与教育项目设计、评估、领导力等相关培训。

二、国内常见培训内容介绍

与国外的医学教育相比,国内的师资培训起步较晚。除了部分大学附属医院与教学医院的师资以外,大多临床医师普遍缺乏医学教育经验。即便是大学附属医院,对医学教育的整体理解也停留在被动灌输的结构式教学项目基础上,简单地认为医学教育就是年长的权威医生将医学知识传授给年轻的学生的过程,忽视个体的思考与学习,总是试图将一定知识点组合结构化的教学内容来传授,忽略了医学应该在应用与实践中学习的特点;并倾向于通过"最后一考"的方法,来确认教学的成效。国内的医学教育,总体忽视临床实践环节培训的目标设定、具体达成目标的方案及手段的设计,也忽视通过不断地教学评价反馈来修正,最后实现教学目标的过程。这些现象表明,师资并没有认识到成年人的学习理论,以及各类学习理论在现代医学教育中产生的积极影响。

为了单纯改变师资"不会教"的薄弱环节,培训概念上过分强调对"教"的要求与技巧,而忽视了指导带教师资在帮助学生"学与思"能力培养中的作用,客观上使被动灌输式、缺乏科学指导的经验主义医学教学方式盛行与延续。

国内的医学教育在各级医疗机构中,几乎都处于从属地位,缺乏良好的教学氛围,导致了广大师资对教学的热情不高,师资的教学内涵知识(pedagogical content knowledge,PCK。由斯坦福大学教育学院的 Lee Shulman 教授提出,关注将专业知识转化成他人易于学习与理解的信息的能力)普遍缺少。教学工作没有短期成就感,繁忙的医疗事务性工作往往成为临床医师的工作负担,提升医学教育质量的阻力较大。

虽然近年各级师资培训层出不穷,教学相关主题内容的"杂烩"课程较为常见,但系统地介绍教与学的原理,以及有目标性地因材施教却比较少见。总体来说,目前的师资培训中,教学技巧、内容相对丰富,教学项目的设计、教学评估的方法、能力的培训普遍不足,医学职业素养、沟通技巧、决策能力等培训更是少之又少。

目前,国内常见的师资培训的内容有:住培背景和最新政策解读、培训标准和基地标准解读、培训基地或专业基地经验介绍、带教方法讲授、临床模拟教学、教学查房规范等,教学管理与教师心理学的授课、专业知识讲授以及少部分的医学教育理论等。但总体趋势也在悄悄地发生变化,在最初的1~2年,政策解读、标准解读是师资培训的主体内容,现在已经逐渐转变为教学方法、教学技巧、教学评估和有效的教学管理方面等内容,并逐渐向专题性实践培训转变。

浙江省的师资培训内容,就从“洗脑”培训向实战能力培训转变。根据不同层次师资职能的不同,在培训内容上,各有侧重。2012年开展的师资培训是以政策解读、标准解读、教学理论、教学方法与医学人文等为主要内容,以实现带教师资认识住培、认可住培并掌握最需要最常见的教学方法,实现师资培训普及性。2017年起,浙江省启动高级师资培训,培训内容紧紧围绕着教学和管理能力提升的主线,根据不同层级的目标,设计不同的内容。第一层级主要侧重于对管理和教学基础能力的提升,围绕各类规范的教学查房、教案撰写、病历规范、形成性教学评价与实施,医学人文和沟通技巧,入科教育管理、轮转质量控制和出科考核设计与实施等内容。第二层级主要侧重于对管理和教学技巧能力的提升,围绕基地师资准入与考核、师资测评、分层递进的轮转方案设计、教学督导、年度考核组织实施、现代医学教育考核命题、医患沟通反馈、病例报告演讲技巧、360度评价和结果运用等内容。第三层级主要侧重于对管理和教学研究能力的提升,围绕住培管理、教学改革、绩效管理与应用的科研活动,突出教学案例设计、模拟医学教学设计与运用、应对突发事件的协作与处置、教学领导力的提升等内容(具体内容参见本章第六节)。

三、以胜任力为核心的培训内容

课题组研究显示:培训需求主要集中在提升教学能力(占83.37%)、教学管理(占77.30%)、专业技术能力(占71.81%)3个方面,师资的培训需求与师资胜任力高度吻合。因此,根据前述提出的师资胜任力并结合教学实践研究,在需求调查的基础上,结合管理和教学专家的咨询建议,提出以师资胜任力为目标的培训内容设计(表 2-1),并根据培训内容多少、轻重缓急,分批分次开展培训,实现培训目标。

表 2-1 以师资胜任力为目标的培训内容设计

培训目标		培训内容
专业能力	临床能力	临床知识、临床思维和操作能力、医学伦理法规、整体医学观
	沟通能力	向病人解释疾病和诊疗风险的能力、倾听病人和家属需求、处理复杂情况的能力
教学能力	教学设计	教学项目设计、教学目标设计、课程内容设计、教学方法运用、教案撰写、教学评价方案、教学反馈以及教学问卷设计等
	教学技能	理论授课和临床带教技巧、新媒体和教具的运用技巧、收集与运用信息技巧、教育测量学技巧以及教学反馈技巧等
	教学内容设计	主题内容表达、框架搭建与章节布局、运用先进教学手段能力(多媒体、自媒体、模拟人)以及教学时间分配和安排等
	教学组织与管理	1. 各类常规教学活动组织(如教学查房、小讲课、病例讨论等),"一对一或一对二"个性化带教活动的安排(如床旁带教、门诊带教、临床实践技能带教)等 2. 教学质量持续提高的制度设计、岗前培训、入科教育、各类形成性评价、备课组织、各级各类学员考核、基地评估与专业督导以及行政督察与反馈等 3. 教学改革成果推广、教学竞赛活动组织以及教学评优活动的实施等 4. 招录考试管理、出科考核管理、年度考核管理、结业考核管理等 5. 师资的准入与认证、师资分级培训、师资考核与再认证以及师资绩效管理等
职业素养	信念和态度	职业道德和敬业精神、终身学习能力以及医学人文精神等
	专业成长	学习新知识、开展教学研究等。学习高等医学教育新政策、新医改政策以及住培政策等
	个性特点	乐观向上的进取精神、团队协作以及领导力培养等

第五节 师资培训评价

良好的培训效果评价,可以判断培训的有效性,发现培训中的问题,如:师资的教学技能水平是否达到培训的标准、行为是否有所改变、培训管理和教学活动是否科学有序。通过对这些问题的评估,不仅可以促进工作的改善,还能发现新的培训需求。无论从哪方面看,培训评价工作都十分重要。

一、师资培训评价模型介绍

2006 年起,由加拿大 McGill 大学医学教师和医学教育中心主导梳理的最佳证据医学教育项目指南(BEME Guide)采用 Kirkpatrick 的教学成果评判模型(表 2-2),来判定师资培训的效果。2016 年发布第 40 版指南时,继续采用这样的评价模式。

表 2-2 最佳证据医学教育项目指南推荐采用 Kirkpatrick 教学成果评判模型

分级	阶段	内容
第 1 级	反应(reaction) ——(对培训项目)满意度	师资培训参与者对学习经历、培训组织、授课、内容、教学方法和课程质量的态度和看法
第 2 级 A	习得(learning) ——改变教学态度	参与者的教学观念、态度和认知发生改变
第 2 级 B	习得(learning) ——获得知识和技能	知识层面:获得概念、程序和原则 技能层面:获得思考、问题解决、心理行为、社会能力等
第 3 级	行为(behavior) ——改变教学行为	将所学内容转化为教学工作中的行动,自发应用新的知识和技能
第 4 级 A	结果(results) ——改变体系和组织的现状(制度、文化)	因为教学的行为使所在组织发生改变
第 4 级 B	结果(results) ——改变医学生、住院医师和同事的表现	通过教育行为的改变促使医学生和住院医师的工作表现发生改观

该指南统计分析了 2006 年至 2016 年全球 16 个国家开展的 111 项师资培训研究数据,包括 83 项单组研究、16 项非均衡对照研究、4 项随机对照研究、25 项复合方法研究、7 项定性研究和 1 项观察性研究,其中 39 项研究采用了干预因素作用前后的对比。美国和加拿大分别完成 79 项和 8 项研究。问卷调查是研究中主要的收集数据的方式(占 56%)。

这些研究结果中,50% 的研究评价了参与者对培训的满意度、有用度和接受度;67% 的研究评价了参与者通过培训的习得感,其中 46% 发生教学态度的改变,54% 表示获得了知识和技能;81% 的研究评价了参与者行为的改变;26% 的研究评价了结果,23% 观察到机构政策的调整,5% 观察到医学生和住院医师的改变。

依据 Kirkpatrick 评价模式,对于培训参与者而言,师资首先考虑的是对培训项目或课程的接受度和满意度,然后才有可能进一步强化自己的教学动力和信心。他们通过学习也会认识到自身的优势和不足,并利用这些新学到的技能和知识去开展教学活动,体现在行动上的变化。这种变化通过师资自我评价和学生的反馈都可以观察到,但是两者程度可能不同。最后,通过师资个人行为的提升到教学团体的协作推动,最终改变机构的教育文化、氛围和政策,使之更有利于教学的发展。当然,住院医师能力上的变化和提升也是另一个最重要的成果。

由此可见,对师资培训效果评价的模式不能采用单一的评判指标,而应对参与者进行不同层次的分类评价,其原因是设计培训项目的内容、强度不同,以及学习目标和个人需求的差异等。所以,这种培训后的获益或变化,通常通过多个层面上逐渐的改变来展现。这种评价方法也提示构建教学团队,体现团队成员之间相互协作、分享和影响的重要性。

二、培训评价实施

(一)对培训效果的评价

对培训效果的评价,是培训评价的核心内容,主要有两大方面:一是对参培师资进行学习层面和行为层面的评价;二是对参培师资开展住院医师规范化培训的质量进行评价。全面而科学的效果评价实施维度较多、难度较大、周期较长。

1. 习得层面的评价 主要是评估参培师资通过培训,对理论知识、操作技能的掌握情况。可以通过书面考试或撰写学习心得报告的形式进行评价。

2. 行为层面的评价 主要是评估参培师资通过培训,是否将掌握的专业知识、教学技能、教学理念、教学管理方法应用到实际工作中,以提高教学效果。此类评估可以通过参培师资自我评价,住培学员评价和所在基地师资能力考核等多维度、多方式进行。但教学理念、技巧、管理能力等,主观性比较强,见效周期也较长,需要较长周期的跟踪。

3. 结果层面的评价 此项评估的核心问题是通过师资培训,是否提升了带教能力、规范了教学活动、优化了教学管理,并最终达到提高住培质量和同质化的目的。结果层面的评价,是师资培训的最终目的,也是培训评价最大的难点。因为住培质量的影响因素很多,如住培制度的完善、医学院校教育的改革、住培经费的投入、培训基地的管理、住培主管部门的监管等,单一师资培训对最终目标的影响评价十分困难。

(二)对培训反应的评价

这类评价主要是基于学员角度,由参培师资对授课老师、培训课程、培训组织管理等内容进行评价。这是一种粗浅评估,比较容易组织和获得,通常通过问卷调查表的形式进行。短期培训项目在培训结束后,长程项目在培训实施中和结束后,均可进行培训反应评价。

就目前而言,大多数培训基地都已开展这类评价,能够迅速地掌握培训实施的情况,即时得到反馈和及时改进。

通过培训评价,发现培训课程设置、培训形式、时间安排、授课老师、培训管理上存在的缺陷和不足,评价结果应直接用于培训项目设计和组织上的改进和优化,并将这种改进落实到下一期师资培训中,以实现 PDCA 循环,推动师资培训质量不断改进。

第六节　师资培训精选案例

为了促进住培质量的提升,师资培训工作越来越受到重视。作为一项崭新的事业,根据目前师资培训存在的一些问题,结合大量的实践和调查研究,积极将新理念、新方法运用于实践之中。

这里所共享的师资培训案例有简有繁、项目有大有小,从不同角度展示师资培训实践。有刚刚起步正在摸索前行的"浙江省住培高级师资培训(临床实践部分)"案例,有针对住培管理瓶颈设计的"住培专业基地团队建设与管理"案例,有比较成熟并取得一定经验的"浙江省住培初级师资培训"案例,有如何在常规培训中关注新问题的"在临床实践技能考试中关注考务与考官专业技术衔接"案例,也有介绍国外师资培训项目的成功案例。通过案例介绍,进一步理解师资培训的先进理念和方法,共同秉持在研究中实践、在实践中提高的积极态度,为住培师资培训更上一层楼贡献智慧,加快推动我国住培事业向更高水平迈进。

● 案例一 美国斯坦福大学医学院教师发展中心的项目培训

国外师资培训形式以短期课程为主。例如 ACGME 关于"师资胜任力评价能力"的短期课程。一般限制师资人数,做到小组讨论与授课相结合;并且通过师资导师指导现场模拟演练、教学工作坊的形式来强化理论学习。另外,这些师资培训有一个共同特点,就是十分重视对培训效果的评估。这里以世界著名的斯坦福大学医学师资培训项目作为案例,来剖析一个成功的师资培训需要具备哪些特点。

斯坦福大学医学院教师发展中心(The StandFord Faculty development Center,SFDC),由 Gorgrette Stratos 博士和 Kelley Skeff 医生于 1985 年创建。SFDC 的特殊要求是,接受培训的师资回到自己的学校或医院后,必须再培训他人,以此让培训的效果倍增。通过参与这些培训项目,师资进一步提高了教学技能,并带动了其他同事共同进步。这些师资来自全美约 68% 的医学院附属医疗机构,还有部分师资来自 17 个不同的国家。像所有师资一样,他们在自己的岗位上尽职尽责,以学员和患者的最大利益为自己的使命所在。SFDC 至今已为世界各地培养了 384 名医学教育带头人,是世界上最有影响力的医学师资培训中心之一。

一、SFDC 的培训目标与内容

培训项目通过培养临床教学和基础医学教学促进者(facilitator),向全世界的师资传播如何进行教学能力提升的理念。培训中心的这些项目,不仅为师资提供接受职业训练的机会,而且也为各机构(医院和学校)的教学提升提供方案。

目前 SFDC 在临床教学、基础研究、初级医疗中的老年医学、预防医学、临终关怀、临床决策和职业素养等领域,培训各类师资。

SFDC 已对以上这些领域师资培训需求的共性进行了设计与安排,也为缺乏培训项目的机构解决共性问题提供指导。在这里接受过培训的师资,很好地定位了教学促进者的角色,并进一步向其他师资和住院医师传授这种教学技巧。到目前为止,SFDC 项目传播的教学理念已经影响了全世界 15 000 名以上的师资。该项目也得到斯坦福大学医学院的经费资助。

培训的主要内容包括:医学教育领域的相关背景知识、常用有效的教学技巧、如何促进学员学习的技巧等。

二、SFDC 的传播方式

中心采用"培训未来培训人才（train-the-trainer）"的目标来开展教学理念的传播。每年，从全世界挑选出来的优秀师资参与为期 1 个月的教学促进者训练课程（每期限 6 人）。培训完成后，这些师资回到自己的机构，为其他的师资和住院医师开设培训项目，其中包含 8 个系列的研讨会。

培训项目的教学形式包括：教学课程、阅读部分、分组讨论、角色扮演练习、以及实践中教学、学员讲座、已开展培训项目的视频回顾和反馈。

三、SFDC 的项目评估

该项目的评估主要关注教学促进者培训计划的有效性，以及这些学成回原单位的师资开设研讨会的影响力。培训项目采用各种不同的评价方法来评价这些师资开设研讨会后的辐射作用，也收集参加这些研讨会后其他师资所收获的效果。评估方法包括：自评报告、书面考试、视频回顾以及结构化访谈和三次培训师资评价排名。

对 SFDC 评价的总体结论是：①来自大量受训参与者的评价提示从培训项目中能获益，并得到有用的教学结果；②能够测量到受训参与者在知识、技能和态度层面明显的提高；③ SFDC 整体上提供了有效的、受欢迎的培训项目来提高医学教育水平。

正如 SFDC 创始人 Skeff 医生所说："这个项目给了这么多有奉献精神的教师有机会去帮助其他人。如果一个人能从帮助其他人收获快乐，那么我可以想象他们也会对更多人产生更为积极向上的影响。"

该项目在培训内容和传播方式上，与国内各种住培师资培训项目没有本质上的差异，国内培训基本也涉及到这些培训内容。但最大的不同在于逐级开展的培训方式与评估方案。该项目的评估，更关注师资回到本单位后发挥的影响力和促进作用，以及组织单位二次培训的效果。另外，评价的形式多样化，有自评报告、书面考试、视频回顾、结构化访谈、二次培训师资评价排名等，除了书面考试和自评报告外，其他的评价方式在国内较少应用，这点值得学习借鉴。

● 案例二 住培初级师资培训实施经验

浙江省住培制度实施初期,省级层面组织开展住培初级师资培训,并委托浙江大学医学院、温州医科大学具体实施。截止 2018 年 4 月,两所院校已为浙江省住培基地培养初级师资 1.2 万余人。此为浙江大学医学院师资培训的具体实施经验。

一、制订切实可行的培训教学计划

在省级住培师资培训方案的指导下,通过积极的实践探索,不断完善培训课程体系。在具体操作中提出三个"明确",形成了切实可行的培训教学计划。

(一)明确培训目标

在培训中明确提出以"规范、提高"为培训目标,着重解决两大问题:①对于师资队伍的新生力量,指导其如何实行规范化的临床带教;②对于有临床带教经验的老师,引导其如何进一步提高临床教学水平。

(二)明确培训要求

为了实现培训目标,明确了具体的培训要求:①对如何达到"规范",具体要求是:掌握住院医师规范化培训制度的标准和相关要求;掌握常用的临床教学方法规范和技巧。②对如何达到"提高",具体要求是:熟悉先进的临床教学理念方法,了解临床教学的改革趋势。

(三)明确培训内容

围绕目标和要求,列出培训的主要内容:①新医改与浙江省住院医师规范化培训制度的顶层设计;②与国际医学教育接轨的临床教学新理念、新方法;③临床教学与医学人文教育;④常用的临床教学方法的规范与技巧;⑤住院医师规范化培训细则的解读及培训质量控制;⑥示范性教学活动与培训经验分享。

二、集结一流师资,组成培训讲师团

一份理想化的培训教学计划,要落实到具体的教学实践之中,并取得预期的效果,讲课的师资起着非常重要的作用。

(一)重视遴选

通过多轮次的试听试讲,遴选出一批讲课精彩,热心教学,并具有深厚的

临床带教和医疗业务功底的专家,组成了实力雄厚的师资培训讲师团。这支队伍中有大牌的教授,也有一大批年富力强的中坚力量。

(二)重视备课

讲师团的专家们一致反映:师资培训这个课是最难讲的课程,需要将带教经验结合自身的学科专业背景,从方法论的角度,经过提升凝练以讲课的方式传递出来,讲授清楚。这与擅长于专业进展等学科业务性讲课相比,完全是一次全新的挑战,讲师团在备课上所花的时间精力比常规教学任务更多。

(三)重视沟通

对于管理团队来说,组织好一次成功的培训,需要十分重视两个沟通环节:一是课前的商定。要事先安排好专家的讲课内容,并与专家共同商定讲课提纲,这是培训准备过程中不可缺少的教学管理环节。在多次口头或邮件沟通后,要以书面形式向专家们下达明确的讲课任务书,包括:讲授的重点内容、学时数、讲课的时间、地点等。二是课后的反馈。认真聆听专家的每一次讲课,课后及时与专家沟通,反馈讲课效果。一方面避免专家间讲课内容的重复并做好有效衔接;另一方面,及时发现问题并予以纠正。附属医院的老师都喜欢以疑难病例为教学案例来讲授,但是住院医师应以解决常见病多发病为主。因此,在沟通时,不仅要与老师具体商定讲授哪项具体的教学内容,同时也要与老师商定,在讲授时所挑选的案例应适合指导哪一年级段的住培医师。这样就能在培训讲授中事先注意教学内容纵向与横向的综合考虑,尽量满足培训对象的不同需求。

三、加强培训的组织管理

(一)重视更新

对于培训的讲课内容,不断听取培训师资和学员的反馈意见,并积极改进更新。比如:对于临床教学中医学人文教育内容的讲授,最初开设的两门课程是医学教育中的人文教育、医患沟通,现在开设的是实战性更强的两门课程——医院的定位与医生的使命、临床教学中医疗安全与医患沟通。而原有的两门课程则提供讲义,让学员自学,这样的改革深受学员们的欢迎。又比如:对于临床教学的规范与技巧,从最初的几种经典教学方法的介绍,到现在系列化教学方法的介绍。

(二)重视归纳

培训专业细则的讲解,在培训过程中是最难实施的环节。在教学实践中经历了两个阶段的探索：第一阶段，统一制订解读框架，分18个专业分别讲解。遇到的突出问题是：培训专业学员人数相差非常大，培训人数少的专业，严重影响讲课老师的积极性。第二阶段，在原有18个专业细则分别解读的基础上，由一位老师以总论的方式集中讲授共性问题，然后分三大学科（内科、外科、全科）以各论的方式进行实战性讲解，得到学员们的充分肯定。在集中讲授时主要讲清楚以下几个共性问题：①依据什么进行细则解读。依据《浙江省住院医师规范化培训标准》——浙江省住院医师规范化培训标准总则＋专业标准细则。②解读的要点是什么。讲清楚如何运用最有效的临床教学方法，引导带教老师尽可能规范地完成培训细则所规定的要求。③如何进行解读。着重讲清楚以下问题：不同培训年制如何安排轮转，如何完成病种、操作，临床带教中如何贯彻细则所要求的"掌握、熟悉、了解"，如何针对不同的住培对象提出具体的要求，如何在住培带教中进行考教结合，如何掌握不同年级住培学员的带教重点，如何利用信息系统进行有效的培训质量控制。

（三）重视主持

在培训过程中，如何将一个一个相对独立的讲课内容，组成一个有机联系的课程体系，而不是散乱无章的"杂烩大拼盘"。培训主持人非常重要，要承担两大任务：一是在培训过程中，对课程内容进行承上启下的连接性介绍；二是在培训结束时，对培训的教学内容进行总体梳理，让参培师资系统地掌握培训目标和要求。

（四）重视课后环节

培训的学时有限，培训的专业多，学员又来自不同层级的医院。要真正达到培训的预期效果，课堂教学质量固然重要，课后的自学巩固也不可或缺。为此，需认真做好编制培训讲义、布置课后作业2项工作。要求学员完成一份教案，从内容到格式都做了具体布置，提出了八个方面的要求。同时，倡导学员对教案进行教学实践，并填写实施反馈表，帮助学员学得进、用得上，起到应有的培训效果。

此项目得到了广泛的认可，还进行了师资对口援助，向贵州、内蒙等边远地区派出培训讲师团，提供师资培训的系列课程，受到了当地卫生行政部门和参培师资的高度评价。

● 案例三 住培高级师资培训特点

浙江省针对师资培训内容缺乏系统化、培训模式单一灌输化等问题,按照"聚焦短板、紧贴需求、系统连贯、分层递进"原则,紧扣师资管理与教学两大核心能力提升,从培训内容、培训方式、培训政策等方面入手,于 2016 年着手探索"升级版"的"双提升 - 体系化"高级师资培训项目,分三大模块,分层递进培训。

一、培训目标凸显管理与带教能力全方位提升

(一)突出"四大"管理能力提升

1. 突出人员管理能力,将师资分层分类管理和学员针对性管理作为重点。

2. 突出质量控制管理能力,将专业基地管理、技能中心管理、考核督查、绩效管理作为重点。

3. 突出过程管理能力,将岗前培训、入科教育、分层递进教学设计管理、教学活动组织等作为重点。

4. 突出考核管理能力,将形成性评价出科考核管理、年度考核管理、结业考核管理的组织与实施作为重点。

(二)突出"三大"带教能力提升

1. 突出各类教学活动的带教能力,将各类规范查房、各类大小讲课、各类病历讨论、各种规范病历文书书写、教学教案撰写和模拟教学等作为重点。

2. 突出各类考核设计能力,将命题能力、考核形式、考核实施能力等作为重点。

3. 突出各种教学技巧能力,将沟通技巧、演讲技巧、课程设计技巧、医学人文、科研素养等作为重点。

二、培训内容凸显系统性与递进性

高级师资培训是在初级师资培训的基础上开展的,培训内容设计从教学基础、技巧、研究发展等层面系统性、递进性地展开。

(一)管理和教学的基础提升层级

1. 以学员入科到出科教学管理为主线,突出入科教育管理、轮转质量效果控制和出科考核方案的设计、组织及结果评价,着力提升教学与管理能力。

2. 以急需掌握的基础教学活动为主线,突出各类规范查房、教案撰写、病历文书规范、形成性评价运用与施教,贯穿医学人文与沟通技巧,着力提升管理与带教能力。

(二) 管理和教学的技巧与质控提升层级

1. 以师资高标准高要求为主线,突出基地师资准入与考核、师资评价与奖惩运用,突出轮转培训分层递进设计与实施,突出教学督导与运用以及年度考核组织实施,着力提升师资管理与质量控制能力。

2. 以教学活动技巧为主线,突出现代医学教育考核命题、教学方法模式、医患沟通反馈、病例报告及演讲技巧、360度评价及结果反馈运用,着力提升教学技巧能力。

(三) 管理和教学的创新发展层级

1. 以创新先进教学设计为主线,突出教学案例设计、模拟医学教学设计与运用、应对突发事件团队协作与处置,着力提升领导和协作能力。

2. 以教学研究为主线,突出住培现状分析、教学改革与研究、绩效管理及应用,着力提升师资队伍教学管理与研究能力。

此培训项目列入医师的继续医学教育,每个模块授予 I 类学分 5 分。只有完成三个层级模块培训且考核合格者,才能颁发《浙江省住院医师规范化培训高级师资证》,作为师资再认证的重要条件之一,并优先列入省级及以上评估专家和考官库,作为职称晋升和师资带教津贴发放的重要依据,有效地推动此长程项目的持续执行。

● 案例四 "打造样板房"高级师资培训模式

浙江省住培高级师资培训的一大特点,是密切结合临床教学实践开展教学培训。浙江大学医学院、温州医科大学为实现这一目标,均进行了紧密地筹划和部署。浙江大学医学院开拓性地实施"打造样板房"高级师资教学模式。

一、培训目标与内容

高级师资培训第一模块的主要目标是实现师资基础性管理和教学能力双提升。培训内容立足管理能力,主要围绕住培基地建设和专业基地建设;立足教学能力,主要围绕教学查房、床旁带教、临床小讲课、病历书写指导等基本的4种临床教学方法。

二、培训形式

高级师资培训改变了初级师资培训的单纯面授的方法,把培训的重点环节放在临床教学实践。首先通过工作坊,提出基本教学方法的规范和技巧,然后安排 24 个学时的临床教学实践。临床教学实践环节的师资导师是从浙江大学医学院各附属医院筛选出来的优秀师资中产生,并经过严格的内部培训并考核合格。临床教学实践采用专业对口、深入临床、注重实践的"小组化"方式,根据不同专业分成不同的小组,每个小组一般有 5~10 名师资,最多不超过 15 名,让每位师资与导师都能得到充分的沟通与实践互动。

三、培训要求

师资报名前要递交 4 份作业,包括教学查房(教学活动)的教案、针对自己专业如何开展教学查房(教学活动)的 PPT、教学查房(教学活动)的视频、指导学员修改(并保留修改痕迹)的病历。

在临床教学实践环节,主要涉及管理和教学两个部分。

1. **管理部分**　主要围绕入科教育、过程管理和出科考核的管理,通过学习管理经验,观摩台账资料,结合自己科室特点讨论今后管理提升计划,撰写学习感受与思考建议,来加深理解住培制度,并加强对住培学员的管理与考核。

2. **教学部分**　师资通过现场教学查房评分与点评、现场 PPT 汇报、视频教学查房评分、病历书写批改现场评分等教学技能训练,以及每个环节的反思性总结,全面掌握国家住培标准、住培专业基地建设评估指标体系的要求、浙江省住培结业考试新规程的要求,并能结合自身的专业特色融会贯通,达到会教、会评、会考,切实提升师资的教学水平,并在今后的工作中更加规范地指导住院医师。

四、师资导师遴选和培训

高级师资培训临床教学实践是小组化、专业化的培训。临床教学实践根据浙江省住院医师规范化培训细则规定的不同专业,对师资进行分组,不同专业有不同的学科特点和教学方法。因此,为促进同质化教学,浙江大学医学院从 6 家附属医院中筛选教学经验丰富、热衷于住院医师规范化培训的 100 名优秀师资导师,覆盖 23 个专业,确保每个专业基地至少有 1 名师资导师参加。对这批优秀师资导师通过工作坊的形式进行培训,内容主要涉及高级师资培训的细则解读;教学查房、床旁带教、临床小讲课、病历书写指导的规范和技巧。在每个工作坊,师资导师们对上述四大基本教学方法展开讨论交流,并达成教学规范的一致性。

五、打造临床教学实践基地"样板房"

专业基地的住培管理实践是临床教学实践的一个环节。为了达成各科室住培管理实践的规范化和标准化,浙江大学医学院要求每个国家级住培基地推荐数个优秀的专业基地管理"样板房",医学院组织专家验收,并要求所有临床教学实践基地的导师均参加,验收过程发现亮点、指出问题、提出整改意见和要求,整改后形成优秀"样板房"——针对如何规范地进行住培管理,形成可推广、可复制的经验,包括学员的入科教育、过程管理、出科考核、台账管理、教学活动等,并要求推广应用到该基地其他所有轮转科室。这样,可以保证不同专业的师资深入不同的专业基地进行教学实践时可以接受同质化、规范化的住培管理教学实践课程,以便今后开展统一规范化的住培管理。

六、重视临床教学实践的考核

临床教学实践的考核,结合在每一个教学或实践环节,考核方法和形式因内容而异。

1. 专业基地住培管理实践 导师通过讲授住培管理的思路、实践经验,观摩台账资料,参培师资参与讨论交流后,需要对现场学习、观摩受到的启发提出自己的思考和建议,形成书面作业上交。

2. 教学查房实践 ①参培师资参加现场查房,并根据国家级基地评估过程中使用的不同专业的《教学查房评分表》进行评分与反馈;②现场播放师资的教学查房视频,导师进行评价与反馈;③师资现场汇报事先准备好的PPT,导师进行评价与反馈;④师资之间两两配对,互相评阅教学查房教案、PPT和视频,再用《教学查房评分表》评价;⑤针对自己的教学查房撰写反思性总结。

3. 病历书写指导实践 ①现场批改导师提供的医疗文书案例1~2份,使用《浙江省住培结业考核临床实践能力考核规程(2017试行版)》的《病历书写评分表》进行现场评分;②师资之间两两配对,互相评阅师资提供的病历并评分;③针对自己的病历书写指导撰写反思性总结。参培师资通过上述反复实践与反思,既掌握了国家住培标准、住培专业基地建设评估指标体系和浙江省住培结业考试新规程的要求,也能结合自身的专业特色融会贯通,达到会教、会评、会考的目的。

七、结合先进的教学方法和理念

高级师资培训无论从形式、途径和频率,都结合了先进的教学方法和理念。从形式看,综合了理论授课、工作坊和临床教学实践等多种培训形式。从临床教师培训途径(非正式和正式的学习、个人行为和团队行为的学习)来考量,此次培训更多地归结为正式的、团队行为的学习。从培训的频率来考量,结合了短程集中培训和三个模块反复培训的特点。

● 案例五　专业基地核心教学团队培训

当前,加快建设和提高专业基地的运行力,发挥专业基地负责人应有的作用,构建和运行核心教学团队,是当务之急。在此背景下,浙江大学医学院附属妇产科医院(以下简称妇产科医院)设立了"专业基地核心教学团队的构建与运行"住培管理研究课题,提出专业基地运行的"齿轮说",即专业基地负责人和核心教学团队的每一位成员,都是环环相扣的一个齿轮,都应各尽其职,协同联动。每个齿轮都需要保持匀速的运转,才能保证整个专业基地的住培工作向良性的方向发展。

一、培训目标

通过"专业基地核心教学团队的构建与运行"为目标的师资培训,使本院专业基地的全体师资了解"齿轮说"的构建背景、主要内容、各岗位胜任力要求,使师资能够在住培教学实践中发挥好各自的作用,并建立起"齿轮说"运行的默契,营造专业基地团队合作的浓郁教学氛围。

二、培训内容

(一)师资的岗前培训

1. 介绍医院住培基地的组织构架　师资开始承担住培带教任务前,必须清晰地了解培训基地的组织构架。妇产科医院住培基地组织构架分为两条线:一条是管理线,即"一把手"负责制,下设分管院长,职能部门为科教科,下设住培管理办公室,由专人负责管理住培工作。另一条线是专业基地线,即:专业基地 - 亚专业基地 - 轮转病区(轮转科室)。

2. 解读重要的住培政策制度 主要包括：当前国内外住培政策、背景与制度，培训基地住培规章制度等。尤其是与各位住培师资密切相关的住培师资遴选与聘任程序和制度、医院的师资绩效政策等。

3. 宣传医院的住培理念 确定与医院发展定位相一致的住培理念，是专业基地建设首要考虑的问题。妇产科医院设计了"金字塔式"培养理念（图2-2），以培养卓越的住院医师为最终目标。每位师资参加岗前培训，必须了解本培训基地的培养理念，并根据此理念和医院的顶层设计，制订妇产科专业基地特有的教学模式。管理部门可以请本院或外院优秀的专业基地负责人来介绍各自成熟的教学模式。

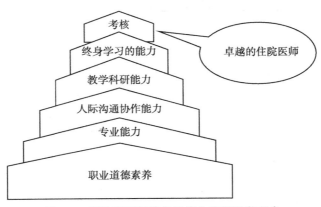

图2-2 住院医师规范化培训金字塔培养理念

（二）团队运行专项培训

1. 介绍医院住培的"齿轮说" 妇产科医院住培"齿轮说"（图2-3），让师资意识到作为一名一线带教老师，在医院整个住培运行体系中，占了如何重要的作用。师资属于专业基地核心教学团队中的一员，是环环相扣的一个个齿轮上的一个"齿"，每个齿轮保持相应的速度运转，这个团队才能良好运作。如果一个齿轮掉队了，或者过快过慢地运转，那么齿轮环会出现断裂或者脱轨，影响每个齿轮功能的发挥。

2. 核心教学团队的胜任力培训 组织核心教学团队各角色的岗位胜任力培训，明确自己的职责和胜任力的需求。培训使用"胜任力"维度模型图，采用理论授课和案例讲解相结合的方法。按岗位胜任力维度模型图，核心教学团队成员的胜任力包括知识胜任力、工作胜任力、解决问题能力（图2-4），三种维度对应不同的胜任力素质，而每个角色对应的素质等级要求高低不同。主

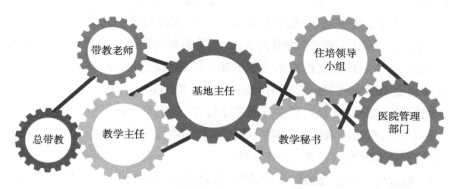

图 2-3 住院医师规范化培训"齿轮说"示意图

任全面统筹管理专业基地各项工作,教学主任负责教学计划的制订,教学秘书负责教学计划的实施,总带教老师(此角色很多医院缺失)负责本病区学员住培的日常管理,带教老师负责对所带学员"手把手"的临床带教。如此,才能保障住培工作这个"大齿轮"有效运转。

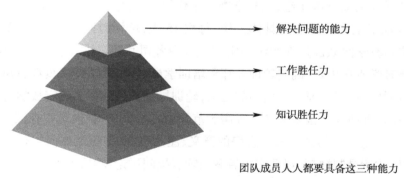

解决问题的能力

工作胜任力

知识胜任力

团队成员人人都要具备这三种能力

图 2-4 岗位胜任力(competency)维度模型图

3. 贯彻与培养理念相匹配的教学模式 妇产科医院妇产科专业基地,与该"金字塔式"培养理念配套的是"四阶段渐进式"的教学模式,分为筑基、提升、贯通、独立 4 个阶段。第一阶段为筑基,一般在住培后的 3 个月之内完成。此阶段,专业基地核心教学团队要以指导住院医师熟练进行病人接诊(病史采集、体格检查、辅助检查判读),开展以规划职业成长和巩固职业信念为目标的各类教学活动。第二阶段为提升,一般在住培第一年结束时完成。此阶段,专业基地核心教学团队要以指导学员的临床思维及技能模拟训练为目标,对首次病程录书写、医患沟通、病例分析、临床思维决策等开展指导,开设相关模拟课程。第三阶段为贯通,一般在住培第二年结束时完成。此阶段以临床实践为主,在带教老师"手把手"的带教下,把所学的各种理论知识与专科技能操作结合起来,此为通往独立行医的关键一步。第四阶段为独立,根据住院医师能力不同确定不同学员"独立"的时间,一般在住培结业前,最少需独立行医三个月。此阶段开始独立门诊,独立开展基本操作、1~2 类手术。

每个阶段学员和师资均有明确的目标,"四阶段"逐渐递进,完成住院医师"三年培训结束时独立行医"的终极目标。

4. 推进考核体系建设 每位师资在承担住培带教任务前,必须清晰地了解本基地对学员的考核体系是什么,怎么做,并如何进行住培质量的控制与持续改进。妇产科医院妇产科专业基地的住院医师,从进入第一个轮转科室开始,需进行月度考核、出科考核、年度考核和结业考核。除结业考核外,其他的考核均在专业基地层面组织。

(三)团队运行实践

1. 教学查房工作坊 专业基地在奇数月开展教学查房的示范与研讨,并成立了教学活动导师小组,以教学查房工作坊的形式开展。每次安排一个轮转病区承担工作坊培训的具体工作,每次 15 人,培训时间为 1.5 天(12 个课时),核心教学团队成员在组织与实施过程中各司其职。培训前一周,教学主任安排教学查房内容,确定轮训导师和培训学员名单;教学秘书负责通知参加培训的时间、地点和要求。培训前三天,轮训导师和教学秘书确定教学查房病例,并在培训前完成该病例教学查房示范录像的拍摄(科教科负责视频拍摄)。培训当天,轮训导师讲解教学查房的意义、注意事项、流程及如何进行教案设计,并播放所录制视频,观看完毕后参培师资提问讨论,然后 5 人一小组进行,选取所在培训病区的一个病例,进行现场教学查房准备,准备时间为两个小时。下午开始现场教学查房,三个小组抽签进行,时间为 60~90 分钟,教学查房同时由科教科负责视频跟拍。次日早上参培师资先进行互评,再导师点评,最后参培师资进行学习心得交流,并评出优秀培训小组。

2. 小讲课工作坊 专业基地在偶数月组织 1 次小讲课工作坊,与教学查房工作坊的组织形式相类似。小讲课工作坊培训时间为 1 天(8 个课时),核心教学团队成员在此教学活动中,分别承担不同的任务:培训前一周,教学主任确定小讲课工作坊的轮训导师、培训学员名单;教学秘书负责通知,并要求轮训导师在培训前完成任一小讲课的试讲,完成录像拍摄,并在培训前一周通知参培师资准备一次小讲课的PPT。培训当天,轮训导师讲解如何进行小讲课的设计、内容的选择、讲课技巧和如何制作PPT,并结合播放所录制视频,与讲课内容一一呼应。观看完毕后,参培师资提问讨论,然后5人一小组,进行小讲课准备,可根据事前准备的小讲课PPT,对照导师要求进行修改,准备时间为两个小时。下午开始现场小讲课,三个小组抽签进行,时间为60分钟,小讲课同时由科教科人员跟拍视频。小讲课完毕,为参与听课的住院医师发放小讲课满意度测评表,并请三组参培师资进行互评,导师点评,最后参培师资进行学习心得交流,并评出优秀培训小组。

3. **专项技能师资团队备课会**　专业基地主任和教学主任根据妇产科培训细则的要求,组建妇产科专业基地技能师资团队,如医疗文书书写师资团队、BLS技能训练师资团队、新生儿复苏师资团队、产科基本技能师资团队、产科专项技能师资团队(接生、会阴缝合、产钳、肩难产、臀助产等)、产科模拟人课程设置师资团队、腔镜基本技能师资团队、腔镜虚拟操作系统课程设置师资团队、妇科基本技能师资团队、妇科专项技能师资团队(人工流产/分段诊刮术、后穹窿穿刺术、放取环术等)。每个团队师资大约15人,设组长1人。组长定期组织备课会,一般每季度举行一次。培训目的是为了各师资对各类技能的教学达到同质化,同时更好地指导下一阶段的技能培训,全面提升住院医师技能操作质量。主要内容有:前一阶段培训质量的总结及反馈,培训疑难点如何攻克,目前最新的技能操作指南有无更改,技能评分标准是否需要进一步修正,下一阶段的培训重点。

三、培训形式

师资的培训形式可以多样化,通常有:师资岗前培训、专项内容培训等集中培训,以及有计划的团队合作实战即工作坊的培训形式。采用多种多样的培训形式,确保每位核心教学团队的师资每年至少参加3次有组织的师资培训及大型教学活动,每次1~2天,以保证核心教学团队的战斗力。

四、培训效果

通过上述培训,师资对医院住培的顶层设计、培训理念及教学模式有了清晰的认识,明确了自己的角色胜任力,对所要承担的教学任务,对教学任务如何开展、教学质量如何保障都有了十分清晰的认识。同时,通过实战演练,提高了开展各项教学活动的能力,进一步提升了带教内涵,从而全面提高妇产科专业基地住院医师规范化培训整体的教学质量。医院根据妇产科专业基地核心教学团队中各级师资承担任务的完成质量，以及团队运行实践中的胜任力表现，决定师资的评先评优、以及继续担任（或升任）核心教学团队的相应岗位，以保证专业基地核心教学团队持续有优秀师资加盟，保证团队"齿轮说"高效运转，以保障医院的住培工作取得持续发展。

第三章　师资评价

师资评价是住培工作的重要内容之一，也是住培师资体系建设的关键环节。本章从师资评价的理论基础入手，重点阐述住培师资评价模型的构建和评价结果的应用，并从国家级住培基地的实际运行中提炼出具有代表性的住培师资评价精选案例、以及各种具体的住培师资评价指标，以期对各级卫生行政部门和各培训基地开展住培师资评价工作提供借鉴和帮助。

第一节　师资评价概述

一、师资评价的意义

住培师资评价是在正确的住培价值观指导下，依据对住培师资的要求和标准，运用科学可行的方法，对住培师资的工作要素、带教过程、带教效果进行价值判断的活动。住培师资评价的根本目的，在于确立合格师资的标准，充分发挥评价的导向、激励、调控、监督、反馈等功能。通过正确、客观的评价，促进住培师资队伍的可持续发展，改善住培师资与住培医师以及与管理者之间的关系，保证培训基地工作有序、规范、和谐开展。更为重要的是促进培训基地不断加强对住培师资队伍的管理和建设，最终达到全面提高培训质量和住培制度可持续发展的目的。

（一）评定师资资质，确保师资队伍优质

通过住培师资评价，衡量住培师资素质与能力是否符合准入标准与条件、能否胜任住院医师规范化培训教学任务，全面、科学、客观地评价师资胜任力，为住培师资准入、聘任及再认定提供可靠的依据，保证住培师资队伍的教学质量。

（二）评判师资业绩，激发师资主动性积极性

借助师资评价方法，评判住培师资在教学工作过程中是否履行了相应的岗位职责，完成了规定的教学工作量，客观评判住培师资的教学质量，为住培师资教学津贴、职称晋升、评优评先等激励措施提供客观依据。

（三）以培训效果为导向，保障培训质量

以培训效果为导向，评价每名住培医师完成培训目标实现程度，包括出科考核成绩、病历文书书写成绩、病例完成数、病种完成率、操作技能及手术完成率、教学活动完成情况、职业道德、医学人文等，以保证培训质量。

（四）促进师资的专业化发展，全力提升师资专业化能力

师资评价旨在促进住培师资专业化发展，其出发点不在于评价住培师资的优劣，而在于帮助住培师资的快速健康成长。住培师资评价中，通过发现问题，改进问题，不断提高住培师资带教能力、改善带教态度、规范带教行为，打造一支高素质的师资团队，促进住培师资的可持续发展。

二、师资评价的现状

（一）国外住培师资评价现状

国外学者依据教育发展的基础和理念建立了不同的评价指标体系，但如何将这些成果应用于住培师资评价，迄今为止研究报道较少。

目前，国外师资评价的模式主要有奖惩性师资评价和发展性师资评价。20世纪80年代伊始，英、美、日等发达国家认为，以往的奖惩性评价机制存在一定的缺陷，重在结果与比较，重在以结果进行奖励，影响发现过程中的优势与不足，也影响有针对性地改进与提升，目前多推荐发展性师资评价机制，或两者结合运用。发展性师资评价，突出师资的主体地位，高度重视师资的自我评价，为师资提供更多的发言权以及参与机会；重视评价者和被评价者之间的沟通，倡导在和谐宽松的环境下开展评价；进行同行、专家以及住培医师的评价。但发展性评价过于重视过程，标准模糊，实效性差。从20世纪90年代后期，开始推崇基于师资业绩的综合评价，其评价结果作为师资、聘任、奖惩、晋升及重新认定的依据。

美国住培制度的主要特色为政府宏观引导、行业组织高度自治。ACGME作为第三方监管机构，承担"总负责、定规矩、严监管"责任。ACGME下设专业委员会，负责制订培训计划和具体要求，并对各基地进行评估督导。

美国住培制度持续推行"以住培医师为中心"的理念，ACGME在监管中非常注重听取住培医师的意见。在基地评估中,ACGME每年都要对住培医师和住培师资进行调查,其中住培医师调查内容包括工作时间、住培师资的教学水平和教学态度、服务性工作是否影响教学和训练等,调查全部采用匿名形式。住培医师对住培师资的评估,是住培师资年终总结的重要内容,并作为住培师资晋升的重要依据。

美国还推行区分性师资绩效评价,将师资分为新手型师资、适应型师资、成熟型师资和问题型师资,针对不同的师资制订相应的评价指标。此外,还有增值评价方法,通过评价住培医师的培训效果,来评判师资的绩效。

（二）国内住培师资评价现状

我国住培制度建立时间较短,住培师资队伍建设整体上处在探索完善过程中。国家高度重视住培师资队伍建设,将住培师资队伍建设与住培制度同步推行,将住培师资评价列入培训基地评估的重要指标。培训基地评估指标明确要求:培训基地要建立住培师资评价制度并有效实施,住培师资评价结果与科室绩效和个人绩效挂钩,与职称晋升、评优评先等师资激励挂钩。根据近年培训基地评估结果发现,住培师资评价主要包括奖惩性与发展性师资评价,多以奖惩性评价为主。此外,随着住培师资管理理念的不断更新,师资胜任力评价越来越被重视,通过引入"胜任力"评价理念和技术,围绕住培师资胜任力评价模型,准确客观地评价住培师资的综合素质,进而提高住培师资的教学能力,进一步提升培训质量。大部分国家级基地都在积极探索住培师资评价的方式和内容,如:对住培师资授课能力的评价、对住培师资带教态度与素养的评价、对住培师资综合情况的评价。评价的方式有信息化方式,也有传统方式。但基于住培师资评价处于起步阶段,国家层面整体要求较为宏观,缺乏具体、量化、可操作性的评价指标,各培训基地师资评价探索进度参差不齐,评价的目标效果相差较大。

浙江省住培工作起步较早,注重培训质量,重视师资队伍建设,在住培实施管理细则、评估标准中对师资评价均有明确的标准,要求住培基地负责建立师资队伍建设和评价机制,以德、能、勤、绩、廉五个维度对住培师资带教情况进行考评。各培训基地积极探索住培师资评价工作。全省住培基地评估检查中发现,大部分基地都已建立住培师资评价机制,定期对住培师资进行测评,如:丽水市人民医院开展以住培师资岗位胜任力为基础的综合评价,包括对初级师资和高级师资的评价。初级师资评价指标主要包括职业素养、专业能力、教学能力,高级师资还增加了教学研究与教学创新能力,并且在赋分上有所区别,对住培师资开展年度岗位胜任综合评估,全面评价住培师资的岗位胜任力。浙江大学医学院附属第一医院,2015年起开展每月一次的师资评价,主要是由住培医师评判住培师资在临床教学工作中是否认真履行教学职责、完成教学任务等,且不断改进运用信息化手段和手机APP等开展评估,形成评估结果雷达分析图,较为直观地感受住培师资的带教状态。中国科学院大学宁波华美医院开展普通住培师资、教学管理者、助教等评价,通过日常教学活动专项评价、督查评价和年度整体评价等方式,主要评价带教的数量与质量。温州医科大学附属第一医院开展住培医师、同事、护士等人员对带教师资的评价,主要结合出科考核,实行带教业绩评价。总之,评价工作虽然略有不同,但总体目的基本一致,以掌握师资的带教状态,并通过评价及时发现问题和改进问题,评价结果与评优评先等激励措施挂钩。他们的积极探索为住培师资评价积累了丰富的经验,也为住培师资评价推广奠定了坚实的基础。具体内容见本章第四节。

三、师资评价的问题

住培师资评价是师资过程管理的重要举措,评价结果直接影响师资的教学积极性,间接影响培训质量。目前,住培师资评价主要存在评价机制不健全、评价目的单一、评价指标欠科学、评价实施流于形式、评价结果未有效应用等问题。

(一)评价机制不健全

自住院医师规范化培训制度在全国范围实施后,许多住培基地对师资评价做出了积极的探索和努力,但目前仍缺乏评价的长效机制,缺乏评价的制度体系。近年来,在培训基地评估中发现,培训基地不重视师资评价,很大程度上源于国家有要求,而采取形式化评价。同时,国家缺乏明确的刚性要求和评价内容指标。住培起步阶段,很多培训基地不知如何设置评价指标、如何开展评价、如何分析跟踪评价。课题组调查发现,浙江省大多数培训基地高度重视师资评价,但评价频率各异,评价指标缺乏统一性。对161位培训基地管理人员的调查结果显示:接受调查的培训基地中,96.89%开展师资评价,21.74%培训基地每年对每位师资进行教学工作质量评价。评价机制的建立与落实,还需要明确责任主体。调查中还发现,落实师资评价的部门中,72.67%为科教部门,27.33%为科室、教学督导委员会等其他部门,师资评价浮于表面,未真正落到实处。

（二）评价目的不明

近年的基地评估和调研发现，住培师资评价还处于初级阶段，师资评价的目的性不强，甚至缺乏目的性，而且很多是为评价而评价。师资评价多立足于简单的检查和评定住培师资履职情况、带教表现，其目的多为关注教学的结果而非教学过程，师资评价注重奖惩性评价，忽略发展性评价，评价不利于发现问题，更不利于改进问题，不利于师资队伍整体能力素质的不断提升发展。

（三）评价指标欠科学

鉴于临床教学的多样性、复杂性，与院校师资、普通教师相比，住培师资评价更需要一个客观、量化的评价指标。专项调查发现，师资评价内容指标最高的为带教能力（占 97.5%），依次为住培师资综合素质（占 93.01%）、专业能力（占 92.81%）、教学态度（占 85.23%）、团队合作能力（占 74.90%）、教学研究（占 71.46%）、人际关系（占 56.66%）、其他（占 2.88%）。评价指标总体看来较为集中，但在实际评价中缺乏主线的指引，缺乏科学合理的细化评价指标，难以全面、客观地评价住培师资的教学能力和教学质量，影响了住培师资的主观能动性和教学积极性，极大地制约了师资的专业化发展。一方面，由于专业特点不同，评价指标量化困难，质和量综合评定难以平衡，师资类型的细分不明确，有的指标很难在一个聘期内定量考核。另一方面，教学工作具有周期性和长期性的特点，未能有效地将短期评价和长期评价有机地结合。

（四）评价结果缺少分析应用

目前，在评价过程中，缺少与师资的交流反馈，缺乏问题原因的分析，缺乏改进问题的措施，住培师资只为评价结果"合格"即可，难以体现住培师资评价的严肃性和权威性，很容易出现评价流于形式，抱着无所谓的态度。另外，在专项调查中还发现，参与问卷调查的住培基地中，53.84% 使用纸质调查问卷，较少运用现代信息化手段，给统计分析应用带来不便，一定程度上影响了评价的有效开展，评价结果的应用比较单一，在师资个人提升、职业发展等方面运用较少。

第二节　师资评价体系构建

师资评价体系的构建是师资评价的关键。近年来，随着师资评价实践的不断深化，逐渐形成一种相对固定的、具有一定目的性、由多元评价方法构成的运行机制。在师资评价实践中,充分运用和认真总结有利于师资发展的原则、理念、方法、技术、规则,将其转化为住培师资评价的理论基础和实践准则。

一、师资评价体系构建原则

评价体系,是指由表征评价对象各方面特性及其相互联系的多个指标,所构成的具有内在结构的有机整体。在体系构建中要遵循科学性原则、客观性原则、全面性原则、指导性原则、发展性原则、系统性原则。

(一)科学性原则

主要体现在理论和实践相结合以及所采用的科学方法等方面。设计评价指标体系时,首先要有科学的理论作指导,使评价指标体系能够在基本概念和逻辑结构上严谨、合理,有针对性地抓住评价对象的实质。同时,无论是评价指标的设定,还是评价方法的采用,都必须客观地描述考评内容,做到清楚、简练、符合实际。

因此,要根据住培基地的不同类型、专业基地的不同特点、岗位职责的不同要求,建立符合基地教学规律,以促进培训质量和师资专业发展为导向,由职业素养、专业知识、教学能力、工作业绩等要素构成的师资评价体系。

在指标体系建立过程中,充分发挥专家、住培医师、教学管理人员3类人员的主观能动性。依靠专家的经验,增强评估结论的权威性和科学性;让住培医师参与评估,尽可能客观地反映带教实际效果;由教学管理人员全面审核,赋予评价体系的宏观性和权威性。专家、住培医师、教学管理人员相结合,尽量保证评价指标的科学性。

(二)客观性原则

客观性原则是指在进行师资评价时,从测评的标准和方法到评价者所持有的态度,特别是最终的评价结果,都应该符合客观实际,不能主观臆断或掺入个人情感。师资评价的目的,在于为师资教学提供客观的价值判断。如果缺乏客观性就失去了意义,会导致教学决策的错误。

(三)全面性原则

全面性原则是指在进行师资评价时,要对组成教学活动的各方面做多角度、全方位的评价,而不能以点代面、一概而论。住培教学系统的复杂性和教学任务的多样化,使得培训教学质量往往从不同的侧面反映出来,表现为一个由多因素组成的综合体。因此,为了反映真实的培训教学效果,必须把定性评价和定量评价综合起来,使其相互参照,以求全面准确地判断、评价客体的实际效果。定性与定量、质量与数量的关系问题,一直贯穿着评价制度体系的始终。通过方法的创新与改进,使定性与定量的关系始终维持在协调的层面。评价方法对改善质与量的关系也很重要,要根据评价的不同需要,积极探索多元、开放的评价方法,但要抓住主要矛盾,把握主次,区分轻重。

(四)指导性原则

指导性原则是指在进行师资评价时,不能就事论事,而是要把评价和指导结合起来,要对评价的结果进行认真分析,从不同的角度找出因果关系,确认产生的原因,并通过及时、具体、启发性的信息反馈,使被评价者明确今后的努力方向。

(五)发展性原则

师资评价是鼓励师资、促进教学的手段。因此,师资评价应着眼于师资的教学改进和能力提高,以调动师资的积极性,提高教学质量,促进师资整体队伍建设。

(六)系统性原则

评价对象必须用若干指标进行衡量,这些指标应该是互相联系和互相制约的。有的指标之间有横向联系,反映不同侧面的相互制约关系;有的指标之间有纵向关系,反映不同层次之间的包含关系。同层次指标之间应该成体系,尽可能做到界限分明,避免指标与指标之间重复或者套嵌。

二、师资评价体系构成要素

住培师资评价体系应围绕着师资胜任力指标,更要侧重于带教师资对住培医师知识、能力和信念的培养,对住培工作各环节起到评价作用。带教师资应监测不同专业、不同层次住培医师对预定目标的达成情况,查找差距,适当调整教学方案,提高培训质量,促进住培医师个性化发展。其要素包括:评价目标、评价方式、评价指标、评价主体、评价周期、评价结果分析与运用,并且要素之间相互联系、相互影响,缺一不可。

评价目标。总体目标是促使带教师资的专业水平、教学能力、职业素养等岗位胜任力不断改进、完善、提高。根据存在的实际问题,开展一些专项或专题评价,应有更具体和细化的评价目标。

评价方式。针对具体评价目标,采用适当的方式开展评价工作。从时间节点来说,有终结性评价和形成性评价。终结性评价通常是指一个时段或一项教学活动结束而开展的评价,主要注重教学效果和结果,以最终结果来评价师资。相对于传统的终结性评价而言,形成性评价更多是对培训过程中带教师资胜任力的评价。

评价指标。与目标紧密关联的一系列具有紧密联系的统计指标所组成的有机体,综合反映评价的主要内容。根据评价指标体系,可以对教学过程、教学软件、教学课程进行比较系统的评价,使评价的过程有迹可循、有法可依,使评价更加公正、科学、有效。指标体系的建立是进行预测或评价研究的前提和基础,它是将抽象的研究对象,按照其本质属性和特征的某一方面的标识,分解成为具有行为化、可操作化的结构,并对指标体系中每一构成要素赋予相应权重的过程。评价指标是评价体系的核心。指标是否科学、客观、全面、可操作,直接关系到评价的结果和质量。

评价主体。建立在评价内容基础上,确定具有评价权的主体,在建立评价体系中十分关键。师资的评价主体,因为涉及面较广,评价主体可以多元化。构建多元化评价主体,由培训基地管理人员、专业基地、同行、住培医师参与,保证评价的全面性、客观性和真实性。

评价周期。开展评价的频次或时间间隔,主要根据评价目标需求、评价内容、评价方式而确定。无论是形成性评价,还是终结性评价,均与评价目的和教学活动周期有关。评价周期既有即时的,也有月度的、年度的,还有 3~5 年的。若是师资再认定评价,评价周期应与认定周期相符。

评价结果分析与应用。这是评价中最重要的环节,缺少这个环节,评价工作形同虚设,毫无意义。评价结果分析,是指根据评估指标、内容,开展全面梳理,得出评价每项内容的结果。在评价结果分析中,要充分注重各类资料的背景和影响因素,不可简单臆断,同时要与被评者和评价主体沟通,确保结果的科学性、客观性和公平性。评价结果的运用,是评价作用发挥的主要动力,以改进教学问题,激发教学活力,推动教学发展。

三、师资评价体系特点

(一)评价指标的导向性

师资评价体系在反映师资完成教学任务、实现教育目标的同时,也能体现师资的思想素质、能力和教学水平。师资评价体系不仅仅是对过去的总结,更重要的是面向未来。注重师资的未来发展,最终目的是充分调动师资的工作积极性、促进带教的规范性,促进教学水平和教学质量的提高。师资评价的实施过程,实质上是通过目标导向,对师资的工作业绩进行评价,对师资的工作行为进行调控,引导师资确立自己的发展目标和发展方向,提高自己的教学水平的过程。

(二)评价过程的动态性

师资评价随着评价的目标而调整评价内容和方式,师资的工作绩效随着时间和环境的变化,在教与学的过程中有所提高和进步。因此,评价也应动态化,使其认识到教学过程中的优缺点,提升师资能力,提高师资积极性。

(三)评价主体的多元性

师资的劳动成果不是一般的物质产品,而是住培医师临床思维和诊疗能力的提高。所以,师资评价的主体一般包括管理者、专家、同行或同事、住培医师等。不同的评价主体往往从不同的角度对师资的工作进行评价。同行、住培医师与师资联系最紧密,也是对师资能力和素质最有发言权的人。同行的评价比较挑剔;住培医师是师资施教的对象,评价会比较准确和客观,体现了主观评价与客观评价的结合。

住培医师评价在师资评价中占有独特的地位。部分师资轻视教学,教学态度不认真,教学流于形式,引起住培医师的强烈不满,教学质量便无从谈起,住培医师的目标便无法实现。重视医师评价,将医师评价意见作为评价结果的重要依据,有利于促使师资重视教学方法、与学员的交流互动,从而改变部分师资"重临床、重科研、轻教学"的倾向。在重视医师评价意见的同时,要改进医师评价的方法。

(四)评价维度的权重性

师资评价体系中,围绕评价目的将各评价维度赋予不同权重,既可以体现评价的全面性,又能突出重点内容。评价维度的权重,随着评价目标而确定。若对师资准入进行评价,则专业能力是一个不可忽视的权重维度;若对师资带教进行考核,则教学能力和职业素养权重就大,专业能力相对可低点;若对一次教学活动进行评价,则教学内容、规范、技巧的权重就大。

第三节　师资评价实施与应用

师资评价的根本目的,在于调动师资的积极性、主动性和创造性,实现师资个人发展与住培基地(医院)整体组织目标相统一。一方面,让师资看到自己的成就与不足,发现成功与失败的原因,促进师资的自主发展。另一方面,住培基地(医院)要参与师资个人职业规划的指导和管理,促进师资和住培基地(医院)的共同发展。此外,师资评价结果可以为住培基地(医院)的师资岗位聘用、职称晋升、津贴发放和奖励惩罚提供客观真实的依据,从而使师资配置达到最优化,更好地促进师资履行职责任务。

一、师资评价指标内容

评价指标是评价体系的核心要素。构建合理的指标内容是确保师资评价科学高效的基础,是对带教工作质量进行判断的依据,也是对其进行调节的准则和参照。一套完善的评价指标应由一系列具体的、可测量的、行为化和可操作性的指标内容构成,要经历初建、筛选、优化的过程,不断磨合逐步成熟。指标内容的选择,应符合师资评价的目的、教育教学规律和师资成长规律,应结合住培基地的教学实际,要将临床师资的职业属性、职业特点(具有很强的专业性、实践性、复杂性)和职业规律充分融入其中。

目前,师资评价分为奖惩性师资评价、发展性师资评价两大类型。奖惩性师资评价,以奖励和惩处为手段,依据终结性评价结果,通过评价师资工作表现,做出岗位聘用、晋升、增加补贴、发放奖金等决定;发展性师资评价,以促进师资的职业发展为最终目的,以形成性评价为主,改进带教方法,提升带教技巧,优化带教素质,提高带教效果。两者的区别见表3-1。

表3-1 奖惩性师资评价和发展性师资评价的区别

评价的特征	奖惩性师资评价	发展性师资评价
评价取向	对教学业绩和教学能力下结论	对师资工作给予反馈
评价目的	高利害性,与奖惩密切相关	帮助师资诊断问题并加以改进
师资参与程度	低	高
评价主体的角色	审视者	倾听者与对话者
评价功能	对师资进行测量和评价	促进师资的成长和发展

(一)奖惩性师资评价指标内容

奖惩性评价以加强师资绩效管理为目的,根据教学工作的评价结果,对师资做出聘任、发放绩效、奖励或惩处的决定。评价指标内容的制定主要参照师资岗位胜任力和住培教学目标,立足带教,从履行师资岗位职责、完成带教工作量、住培医师培训效果等预设统一的评价标准,追求客观、准确,强调可衡量性。多采用他人和外部评价,注重绩效与结果。

具体指标如下:

1. 带教工作量　包括带教住培医师人数、教学活动频次、授课时长、教学例会参与次数。

2. 培训质量　包括住培医师出科考核结果、执业医师考试通过率、结业考核通过率、住培医师认可度、满意度等。

3. 带教指令性任务　参与各级各类监考工作,新申报住培基地、专业基地建设,通过各级评估检查。

4. 其他指标　参与教学改革、获得教学成果、对外学术交流、指导竞赛获奖、取得各级荣誉奖励等。此类指标通常为较高要求,作为师资评价的加分项。

(二)发展性师资评价指标内容

发展性师资评价是一种形成性评价,不仅关注过去成绩,还根据师资过去的工作表现,确定其未来的专业发展需要,推动个人与集体的共同进步。其评价指标内容紧紧依据师资岗位胜任力,重点在师资带教能力和师资职业素养,对师资教学的各方面做评价准备、实施、结果处理与反馈。

具体指标如下:

1. 专业能力　旨在评估师资临床诊疗能力和临床沟通能力。诊疗能力包括临床知识、临床判断及思维能力、临床操作能力、熟悉伦理法规。临床沟通能力包括良好的语言表达能力,向患者解释疾病、诊疗计划及风险收益的能力,具备处理复杂情况的能力。

2. 职业素养　旨在评估师资是否具备带教的基本素质。在个人专业成长上,能够随时掌握新知识、新观点、新理论,参加各种学术活动、开展研究等。个性特点应具备团队协作能力、友好善良、能耐心的教学,具有榜样作用。其中,人际沟通能力和团队合作能力,包括教学信念与态度,自身行为规范,具有强烈的责任感和奉献精神。能给住培医师必要的鼓励,对住培医师提出的问题要给予热情地解答,对住培医师遇到的困难要主动地提供帮助,对后进住培医师要给予更多的理解、帮助和鼓励,能以饱满的热情、丰富的感情感染住培医师。

3. 教学能力　旨在评估师资具备基本素质之后,能否将带教技能应用于带教过程。

(1)教学设计能力:根据教学大纲及教学要求确定教学目标。目标明确,符合教学大纲要求;教学内容适度,切合教学实际,注意分层要求;教学内容具体,可观察到住培医师的学习结果;要有医患沟通教学的意识,将医患沟通技巧设计到教学内容中,最好体现在平常的言传身教中。

恰当地安排教学内容。把握大纲的特点、重点、难点和关键知识点。

恰当地安排教学活动。有效地达成教学目标;让住培医师充分参与教学;充分调动住培医师的学习积极性,富于变化、灵活多样。

规范地编写教案。教案的格式规范,要素齐全;符合教学实际,切实可行;正确表述教学目的和教学过程;运用一定的教育教学理论。

(2)教学表达能力:运用规范的教学语言,能用标准的普通话进行教学;音量、声调、语速应与环境、内容协调;语言准确简明,富有示范性、条理性、启发性,有一定的幽默性;能结合专业外语开展教学。

(3)教学组织能力:在教学过程中吸引住培医师注意力,讲课符合住培医师心理特点和实际情况;能创设良好的教学情境;能使95%以上的住培医师始终集中注意力;能以新颖的问题激发学员的好奇心;能以形象直观的演示激发学习兴趣;能以灵活多变的教学方法使学员乐于接受;实现良好的教学互动。

(4)运用教学方法能力:恰当地选用教学方法,要有利于教学目标的实现,有利于住培医师主动地学习,有利于学科知识传授和能力培养,有利于"轻负高效"。优化教学结构和教学过程,开场白简洁明快,富有针对性;讲解简练,设疑富有启发性,举例典型准确;教学过程富有逻辑性,过渡自然;有课堂小结,结尾恰到好处。

指导住培医师掌握学习方法,包括培养住培医师的循证医学思维,临床路径使用。能示范引导,授之以渔;能依据专业特点,在教学过程中展示学习方法;能总结规律,让住培医师掌握学习方法的要领;能精心设计练习,学习方法加以运用。

(5)带教评价能力:正确地分析评价带教行为,能根据带教理论评价自己的带教行为;及时检查自己的带教得失,写教后体会;听同行的课能作出一定的评价;能经常性地将评价结果形成教学档案;能有效地进行带教测试;能掌握各类试题的功用及命题要领,所命试题有适当的难度、效度和区分度;能统计分析并利用测试结果改进带教。

(6)带教研究能力:学习运用教育理论,能掌握素质教育的总体要求;能学习运用教育学、心理学理论;能及时吸收最新研究成果;能借鉴专家和名师的成功经验;能进行带教科学研究,根据带教实际选择确定研究课题;能制订带教研究计划;能开展临床实践带教活动;能撰写带教论文和调查报告。

4. 教学效果指标 评估师资运用一定带教设计和施教技能后,能否达到较好的带教效果。以住培医师在师资指导之后,专业知识、技能和诊疗水平是否有显著进步,并达到培训目标来衡量。

二、师资评价的具体实施

住培带教管理过程中,通常会根据评价目标构建评价指标体系,如师资准入与聘任时使用胜任力评价、教学工作业绩考核时使用师资绩效管理评价(以目标分解为基础的评价、绩效管理评价)、教学活动效果评价时使用教学事件轨迹跟踪评价、师资个人成长情况评价时使用 360 度评估反馈。

(一)师资胜任力评价

1. 评价目标 在师资准入、聘任、再认定时,对其进行准入评估,掌握其初期水平,评价其是否有能力承担住培带教任务,作为师资聘任与分级管理的依据。在教学过程中,对师资成长经历进行动态监测,为住培师资个人教学能力的提升和职业规划提供依据。

2. 评价指标 应围绕师资岗位胜任力进行设置,详见本书第一章。权重值的确定可以结合本住培基地的特点,根据评价具体目标有所侧重。

(1)专业能力:包括临床能力、临床沟通能力。此类指标作为师资初次遴选准入的基本条件,对已认定的师资做成长监测。再认定时,这一指标权重值可以相应降低。

(2)教学能力:主要体现师资在教学设计、教学技能、教学组织与评价等方面的能力,以及师资的教学态度。此类指标是体现师资能否胜任住培带教任务、在教学过程中有无成长的重要标准,也是我们进行师资再认定的重要依据。

(3)职业素养:包括教学信念与态度、个人专业成长提升的能力、以及个人特质等,在再认定时也是重要依据。

3. 评价周期 通常设为 1 年。住培基地每年组织一次岗位胜任力评价,评价人由住培教学管理者、教学督导、专业基地负责人来担任。

4. 岗位胜任力评价结果运用 用于住培基地的师资准入、聘任,更为重要的是比较师资准入时的胜任力与师资发展后的胜任力,可以评价师资培养发展的方式是否合适,是否具有进一步完善的空间。通过反馈评价结果,指导住培师资不断提升自我,促其成长进步。

(二)师资绩效评价

1. 评价目标 主要是医院根据培训内容与标准规定的教学目标和任务,

定期考评带教师资岗位职责履行情况,以及教学实绩,作为带教资格认定、岗位聘任、职务晋升、人才培养、表彰奖励等工作的重要依据。绩效评价考核要坚持公开、公平、公正,增强考核结果的公信力。

2. 评价指标 侧重于师资教学能力、教学业绩,以及住培医师对师资满意度。可采取定性与定量相结合,自评与住培医师评议、专业基地评议、住培办和督导组考核评议相结合,形成性评价和阶段性评价相结合等方法,适当听取患者、同行的意见。评价方式可采取指标要素测评、业务知识测试、建立住培师资发展档案、专项奖励评优活动等多种形式,全面反映住培师资的教学业绩和贡献。在考评中医院要充分发挥专业基地教学主任、督导组专家在绩效考核中的作用。

3. 评价周期 由评价目标决定,通常和阶段考核结合进行,如月度测评、年度考核。

4. 评价结果应用 可与师资激励紧密联系起来,作为教学补贴、奖励津贴、评先评优等的客观依据。通常对履行了岗位职责、完成了规定带教任务的住培师资,全额发放教学补贴;对有突出表现或做出突出贡献的师资表彰奖励,发放奖励性津贴。根据绩效考核结果,合理确定分配等级,适当拉开分配差距,坚持向高级师资和有突出贡献的师资倾斜,鼓励先进,树立榜样,提高师资激励效果。

(三)目标合同评价

目标合同评价集合了绩效考评法和自我评价法的优势,要求师资根据医院发展的总体目标和师资岗位职责,拟定目标合同,在医院发展的目标中融合师资的发展目标。充分发挥师资的积极性、主动性,提升其创新能力与自律性,推动住培师资专业化发展。具体步骤如下:

1. 评价前准备 成立住培师资评价领导小组,制定目标合同规范及师资岗位职责,并组织培训。

2. 开展住培师资的自我评价 师资根据医院发展总体目标和师资岗位职责,全方位、公正地评价自身工作情况,对教学工作中的优点予以肯定,发现自己教学工作中的不足。

3. 拟定目标合同 基于住培师资的自我评价,师资主动拟定目标合同,包括目标合同的范围、自我评价、总体目标和阶段目标、实现目标的行动计划及评价的方法等。

4. 商定目标合同。

5. 共同实现目标合同。

6. 对师资的进步情况予以评价。

7. 对经验予以归纳　归纳目标合同评价经验,巩固评价取得的成绩,指出评价过程中存在的问题,制定下一轮的师资目标合同。

师资自我评价应在年初、年中、年末时,与《师资的自我评价标准》相互对照,针对本人的教学情形,实施诊断性、形成性及终结性评价,全面地评价住培师资的教学情况,最终实现师资的自我诊断、自我完善、自我改进。在绩效达成过程中注重以"自我管理"代替"压制性管理",实现师资评价的 PDCA 循环管理。

(四) 全方位(360 度) 评估

全方位评估,又称 360 度评估,访谈住培医师、科室主管、住培管理部门、教学秘书、住院总、护士长、其他相关人员等与住培带教的相关人员,全方位、多角度地对住培师资进行评估。其特点是评价维度多元化,通常有 4 个及以上维度。被评估者通过这些不同的反馈,清楚地知道自己的不足、长处与发展需求。结果分析多以雷达图进行表达,更加清晰地看到成长过程。

评价指标主要包括职业素养、专业能力、教学能力、教学任务完成度等,评价时间一般在住培医师出科时进行。要把评价指标集成到医院的办公自动化信息系统中,通过计算机信息化管理,自动统计分析进行结果输出,并设置自动提醒功能。有条件的可通过手机 APP 来评价,操作更加便捷。

360 度住培师资评价法,综合运用了定性与定量相结合的方法、排序比较法,体现了师资自定目标、可度量目标和贯穿于其中的沟通反馈,这种方法使评价变得更为简洁,减少了师资对复杂评价程序过程的厌倦情绪。职能部门可运用雷达图分析法,以定量指标为介质对评价数据进行对比分析,客观地评价带教师资。师资的各个评价指标值都接近于所设的最大值,则为积极发展型雷达图,表明师资拥有良好的工作状态;师资各要素的中间值组成圆形的周边,则为正常运作型雷达图,表明该师资工作状态一般;若师资的所有指标值都低于各个指标的中间值,则为消极收缩型雷达图。评价结果反馈给带教师资,进行持续质量改进,配套激励政策措施,形成良性互动,进一步提高住院医师培训质量。

(五) 教学业绩综合评价

综合考核师资的教学工作量,并定出量化指标,对师资的工作量与完成质量得出客观评价。强调师资工作实绩,主要围绕教学工作量、教学效果、教学研究和教学改革等,可以采用计算机网络实现教学业绩综合考评,如温州医科大学附属第一医院开发了《教师教学业绩考核管理系统》。师资可在自己的电脑终端根据系统提示填写自己的教学业绩指标,也可由教学管理部门填写师资考核期的工作量,然后由教学管理部门进行工作量和质量系数的审核确认,再由系统公示并反馈到师资本人。

考评步骤如下:①建立师资考评领导工作小组,教学职能部门设立办公室;②组织专家制订考评方案,确定考评时间、评价对象,制定科学、细化的评价标准;③收集师资工作结果和工作表现的信息数据,为师资教学业绩考评提供客观依据;④认真分析研究师资的评价结果,根据评价结果做出奖惩决定,并及时将评价结果与奖惩决定反馈给评价对象。

师资单项教学技能和师资部门调查评价的绩效考评,可采用序列比较法,根据师资工作业绩进行排序考评。年度优秀师资评选、师资等级甄别等可采用强制比例法,将被考核者按一定的比例分为几档(A、B、C、D),考评前对不同类别师资进行合理的分配,一般 A 档为优秀占 10%,D 档为差占 10%;良好和合格者均为 40%。

本章提出的师资岗位胜任力指标,制订了"住培师资日常带教综合评价表"(表 3-2)、"住培师资教学业绩综合考评表"(表 3-3),可结合本住培基地的实际情况,选择评价指标及考核点。

表 3-2　住培师资日常带教综合评价表

一级指标	二级指标
专业能力	专业理论扎实,临床技术娴熟
	有良好的沟通能力,能够处理复杂情况
	熟悉临床伦理、法规等
职业素养	具备良好职业道德及敬业精神,为人师表
	教学热情高、带教意识强、能保证带教时间,能在临床工作中教学相融
	具备随时支持和帮助住培医师的能力。愿意承认知识的局限性并积极寻求答案
教学能力	根据住院医师规范化培训大纲要求制订教学计划
	因材施教,教学内容符合住培医师特点
	能够运用合适的教学方法,有效地组织不同形式的教学活动
	教学活动氛围生动活泼,互动良好

一级指标	二级指标
教学能力	注重医德、医患沟通、人文关怀方面的培养
	培养住培医师循证医学思维,临床路径使用,注意学员信息反馈
教学任务完成情况	指导采集病史、体格检查
	指导正确书写医疗文书,及时修改
	指导技能操作,积极创造教学条件和动手机会
	及时审核住培医师的轮转登记
	积极配合科级和院级教学活动安排,完成教学任务

表 3-3　住培师资教学业绩综合考评表

一级指标	二级指标	考核点	
教学工作量	教学活动	住培医师理论课	综合授课时长、频次、教学活动评价得分等要素
		小讲课主讲	
		教学查房主持	
		病例讨论主持	
		技能培训带教	
	临床带教	日常带教	带教住院医师人数
		住培导师	
	师资培训	住培师资培训	综合课时、可以结合实情作为业绩加分项
	质量控制	参加学习性会议、各类住培行政会议	参加的次数
		参加集体备课	
		参加教学研讨	
		担任住培督导专家	
	考务工作	出科考核考官	根据不同级别的考核赋予权重,综合参加的次数进行计算
		技能操作考核考官	
		年度考核考官	
		结业考核考官	
		出卷审卷工作	
		批阅试卷	

续表

一级指标	二级指标		考核点
教学工作量	教学管理	教学职务	如科主任、科分管副主任、科教秘书
	其他任务	教学任务	录制教学视频、指导学员竞赛等医院指令性任务
教学奖惩	教学工作奖惩	教学事故	按次扣分
		教学差错	
		其他警告或处理	
		优秀师资	根据获奖级别由院毕业后教育委员会讨论决定给予相应分数奖励
		指导住培医师竞赛获奖	
		其他	
教学改革与研究	教学建设	基地建设	新申报、通过评估验收的基地赋予分值
	教学成果	住培教改项目	根据获奖级别由院毕业后医学教育委员会讨论决定给予相应分数奖励
		住培教学成果奖	
		住培教材或著作	
		住培教学论文	

（六）师资教学活动事件评价

住院医师规范化培训日常教学过程中,为培养住培医师临床诊疗能力,培训方案中有一系列的教学活动开展计划,住培师资作为这些活动的组织主体,承担了培训目标能否达成的任务。因此,培训基地应开展教学活动事件评价。

1. 评价目标是对住培教学过程中开展的教学查房、病例讨论、小讲课、技能操作培训、"三基"理论培训等各类教学活动进行效果评价。一般采用随堂评价法,又称观察评价法,即在具体的教学事件发生时,对事件的主讲人、主持者或示教者进行评价,并对教学事件的组织情况进行评价。

2. 评价指标包括教学目标、教学实施与效果、师资素质,围绕师资的授课能力、教材设计、师生互动效果、教学组织与评价能力、教学总结等,同时关注教学效果,有侧重或有所选择,客观评价师资的教学质量。可以通过多次评价,将师资的教学事件轨迹记录下来,形成该师资的教学档案。评价结果还可以应用于师资准入、教学能力测试及师资年度考核,判断其是否适合再次聘任。本书提出"住培师资教学活动评价表"供住培基地参考(表3-4)。

表 3-4　住培师资教学活动评价表

评价项目	评价指标
教学目标	教学目标明确具体,选题或案例符合培训大纲要求
	教学活动准备工作充分
	教学要求深浅适度,重点难点突出
教学实施与教学效果	理论联系实际
	教学安排循序渐进、层次分明
	引导住培医师发言与互动,并点评和指导
	时间安排好、利用充分
	注重因材施教、气氛活跃
	内容讲授易被住培医师接受
	介绍新进展,并指导阅读相关书籍和文献
	归纳小结教学内容
	激发住培医师学习兴趣,启发临床思维
	住培医师的学习目标实现
师资素质	师资仪表端庄,教态亲切自然
	语言标准、生动、专业、规范,表达准确、逻辑严密
	熟练科学使用教学媒体辅助教学
	具备良好的教学组织能力

3. 评价者可以为住培学员、教学督导、管理人员,直接参与教学事件。根据评价标准,现场考察师资的教学实践,发现优点与不足,客观地评价师资的教学质量。

4. 教学评价根据其目的性,与其他评价活动有所不同,其周期与教学活动紧密相关,通常在活动结束时即时评价。

5. 评价反馈,可立即反馈听课情况,肯定教学过程中的优点,指出不足,提出可行性建议,持续质量改进。

6. 教学活动事件评价,尤其要关注结果反馈后的改进效果,对同一名师资进行多次评价,分析对比同一评价指标的得分情况。评价是一个手段,不断提高改进才是最终目标。

三、师资评价实施应用

目前,师资评价结果的运用,主要集中在师资的资质准入、职务晋升、薪酬分配、奖励惩处等与师资切身利益直接相关的方面,充分发挥其导向作用,激发带教师资的积极性、创造性。

(一)医院教学管理的有力抓手

依据评价结果,开展师资岗位准入、住培教学体系职务聘任,与专业型研究生导师的准入挂钩,优中选优,确保教学队伍专业强、能力高、素质优。做好教学业绩统计,调节师资收入分配,发放带教津贴和绩效奖金。

(二)师资职业发展的有效途径

依据评价结果,为师资设计继续教育、专项培训方案,培优补缺。对绩效优秀者进行激励性培训,资助其出国进修、外出参加会议等。根据原浙江省卫计委 2016 年开展的赴英国、美国的全科医师规范化培训师资培训项目和住院医师规范化培训师资培训项目,温州医科大学附属第一医院根据师资住培教学业绩进行遴选,作为激励性培训项目来实施。对评价为不足者,进行补缺性培训。针对存在问题,使他们重新找准定位,明确进一步的发展目标,更好地承担教学任务,履行岗位职责。

师资评价尤其是 360 度评价、业绩综合考评等评价结果,能够体现被评价者专业能力、职业素养、领导沟通能力等多方面的层次水平。因此,评价结果应当作为职称晋升、人才专项培养申报的准入条件或者设置一定分值。医院岗位聘任时,要优先考虑教学工作中有贡献的优秀师资,同时也是各类学会、协会成员推荐,进修、培训、出国、学历教育推荐的有力依据。

(三)发挥先进典型的榜样作用

激励理论和管理实践证明,住培师资更加注重体面和受到尊重,以及得到群体的价值认同。这在很大程度上成为促进师资自主发展的动力。依据评价结果,对师资进行表彰奖励和纪律约束,以优秀榜样感召人、先进典型激励人、先锋模范带领人,在医院住培教学甚至于其他教学工作、临床诊疗、科研创新等各方面起到示范推动作用。

(四)引入竞争机制

师资评价体系贯彻竞争原则,对师资进行公平公正、客观科学、定性和定量的考核,将评价结果运用在师资的准入、晋升和考核中,促使师资自觉地提升自己。但竞争也要适度,避免极端化倾向。评价不仅要肯定师资的成就,还要找出可能对师资成就带来障碍的问题,同时帮助被评价者,从过去、现在和将来 3 个方面来思考取得的成就、遇到的问题和发展的需要。

(五)开展过程性评价

让带教师资从被动接受评价转变成为评价的主体和积极参与者。在评价目的上,通过培训参与者的评定、可行性研究、实施过程存在问题等方面的综合评价,将评价的重心从对师资个人能力好坏、优良评判等一般的等级性评定,转向师资能力、培训活动质量的改进。主张对教学的动机态度、培训过程和效果进行"三位一体"评价,通过多样化的评价手段得以落实。在评价主体上,通过共同参与、不断反馈,使教学过程得以优化,促进共同构建、共同理解评价体系。在评价方法上,倾向于量化的评价工具,强调内部的、开放的评价过程,将评价嵌入到整个培训过程,贯穿始终。

(六)有助于提高评价效果

评价结果反馈主要有书面反馈和语言反馈两种基本形式。书面反馈,可以采取公示、通知师资个人两种。公布评价为优秀师资的名单,无论对个人还是团队都是一个积极的信号。但公布评价为不良师资的名单和评价情况,对师资本人可能就是一种打击,对其他师资也会造成一种紧张心理,甚至引发对师资评价体系的抵触和反对。所以,对评价为不良师资的反馈,可以采用通过权限设定(只有其本人和管理部门才能查看)的方式,或发送到个人邮箱。其最大意义在于,引导师资关注未来评价结果的改善,避免奖惩性评价对评估结果的过度关注。语言反馈方面,可以是会议形式,也可以是一对一面谈,都应以事实为依据,而不是主观的臆想。同时,作为评价客体的师资可以客观、坦诚地表达自己的意见,促进自己的发展。

(七)构建高速、便捷、灵活、实用的评价信息平台

师资评价涉及对象广、指标内容多、数据量大、形式多样,使用纸质量表从下发、收集、整理、分析一系列过程工作量很大,实际操作中经常流于形式。师资评价体系建设中,要运用信息化技术和智能化工具,促进评价方法和分析手段的现代化。要将评价系统与医院信息化系统相融合,可结合手机 APP 客户端、微信小程序等多种方式,实现评价周期提醒、工作量统计、效果满意度测评、评价结果反馈等功能。评价结果可以按照需求分类,以恰当形式表现出来,如带教工作量年报、师资测评排名、教学活动满意度排名、师资个人教学成长轨迹等。

第四节 师资评价精选案例

各住培基地建设和住培工作推进程度不同,各住培基地师资水平和管理要求不一,师资评价目的、评价方法、评价内容、评价结果运用均有不同,所以,住培师资评价实践要以评价要素为主线,展示评价的不同侧面。

● 案例一 浙江大学医学院附属第一医院师资评价

评价对象	带教师资
评价参与人	住培医师
评价周期	每月一次
评价目标	通过运行师资评价体系,评判师资临床教学工作是否认真履行教学职责、完成教学任务等,对提高师资教学效率、调动师资积极性、促进师资职业发展和师资能力提升,起到关键的保障作用
评价指标内容	涵盖住培医师培训过程中与师资相关的各项内容,师资个人素质能力。包括:教学积极性、敬业精神、教学工作完成度、医疗文书的修改、技能操作指导、临床思维培养、网络信息审核等
结果运用	1. 师资个人 带教补贴绩效考核,年终考核等级,评先评优,职称聘任,出国进修培训等 2. 轮转科室 年终考核,优秀科室等
具体实施方案	1. 医院自 2015 年 10 月开始住培 360° 评价,住培医师、带教师资、轮转科室、专业基地及基地教学管理人员共同参与。师资评价是其中的一个环节,主要是住培医师对带教老师每月进行测评,经过多次修改完善评价内容,目前评价的信度、效度都很满意 2. 基地最先使用微信公众号推送测评通知,结合"问卷星"在线填写收集测评数据。2017 年 10 月起,住培医师与师资绑定微信,提高测评完成率、准确率 3. 评价结果分析,寻找问题,及时反馈沟通,做出改进,才能够起到推动作用

注:浙江大学医学院附属第一医院开展师资分层设置,将师资分为带教师资、骨干师资、培训导师三个层次(详见第一章案例四)

● 案例二　温州医科大学附属第一医院师资评价

评价对象	住培师资
评价参与人	住培医师、同级师资或护士长、专业基地负责人、科主任、教学主任、管理部门等人员
评价周期	1. 出科时住培医师对带教师资评价 2. 教学活动开展时 3. 每季度末
评价目标	通过评价结果,使住培师资及时发现自身在教学和其他工作中存在的优势与不足,及时调整、改进、提高。结合配套的政策措施,形成良性互动,促进住院医师培训质量的进一步提高
评价指标内容	1. 教学业绩考评　教学工作量(师资培训、临床带教、住培医师指导、质量控制、考务工作、教学管理)、教学工作奖惩(教学事故、优秀师资、竞赛获奖)、教学改革与研究(教学建设、教学改革、教学成果) 2. 日常带教综合评价　专业能力(临床水平、操作技能等)、职业素养(教学热情、带教时间投入等)、教学能力(因材施教、医患沟通、培养循证医学思维与临床路径使用等)、教学任务完成情况(培养学员的独立工作能力等)
结果运用	1. 作为激励师资的重要抓手 (1)评选优秀师资的重要依据 (2)住培导师准入的重要参考指标 (3)发放师资日常带教津贴的测算依据 (4)推荐专业型硕导的优先条件 (5)选送优秀师资出国进修培训的重要依据 (6)晋升教学职称时教学工作量测算的重要依据 2. 评选优秀带教科室的重要依据 3. 科主任目标考核的内容之一
具体实施方案	详见附件
信息化手段辅助	1. 医院2014年开始研发360度住培测评系统,提供背对背的信息反馈与评价平台,与办公自动化系统集成,运用计算机自动统计分析并进行结果输出,作为激励师资等的重要手段,并反馈给相关群体进行持续质量改进 2. 医院2015年开始研发住培轨迹管理系统,对住培过程轨迹进行管理。主要针对住培期间,教学查房、病例讨论、小讲课等科室教学活动过程、技能培训预约和过程、住培教学活动考勤、住院医师轮转排班、教学资源分配、各类考核评定与成绩等过程信息化管理,对培训的各个环节进行监控,对各种住培行为进行记录,形成完善的住培学员、带教老师、带教科室的自动化电子档案

附件 1:温州医科大学附属第一医院 360 度测评系统

住培师资评价是师资体系建设的重要内容,也是师资激励的基础和前提。鉴于纸质调查问卷统计分析的工作量很大,难以形成常态化的制度,在师资评价理论的指导下,构建了该院 360 度住培测评系统的框架,提炼出适用于住培工作实际的指标。该系统由医院自主研发,在实际运行中能根据需求进行功能完善与升级。

温州医科大学附属第一医院(以下简称温医大附一院)于 2014 年开始建立 360 度信息化的住培师资评价体系,提供背对背的信息反馈与评价平台,运用计算机自动统计分析并进行结果输出,反馈给相关群体进行持续质量改进。整个体系结合配套的政策措施,形成良性互动,促进住院医师培训质量的进一步提高。

【匿名处理】

住培医师评价住培师资,实行匿名制。通过网络测评,做到背对背的评价和匿名处理,避免了以前住培医师拿着《住院医师规范化培训手册》找老师和科主任签字、写评语,不便于当面写负面评价的弊端;也避免了住培医师评价师资时习惯性好评的通病,保证评价的真实性。

【各级人员权限与权重】

首先,对于各类人员设定不同的权限。管理部门可看到全院所有住院医师的测评结果,师资、住培医师、科室同行只可查看与本人有关的评价或被评价信息。其次,根据评价者的身份,在后台设置不同的权重。

【关联式自动更新的信息维护】

姓名、职称、学历等信息与医院人事资源库关联,直接读取。人事信息发生更新时,评价系统自动更新。

【对师资的评价】

(一)住培医师对师资评价

1. 出科时对带教师资的评价 分为"住院医师导师"和"非住院医师导师",可点击"查看"阅览师资的详细信息。评价系统设定出科提醒,并可按姓名首字母检索、对指定师资进行评价。

2. 对师资的日常带教工作量确认与评价 在国家住院医师规范化培训基地评估检查指标中,已明确要求"带教不但要与数量挂钩,也要与质量挂钩"。该软件系统在后台设置了限制,住培医师在评价师资带教工作量时,"平均主义"将无法操作确认,必须要有差异性。在分配住培师资带教费时,体现了多劳多得,形成对师资带教的正向激励。

（二）同行评价

同级师资或护士长等对师资的评价,可点击"查看"阅览详细信息。可作为旁观者,对其他带教师资进行评价。

（三）上级评价

专业基地负责人、科主任、教学主任、管理部门等人员,对师资的评价,计算机后台将自动赋予较高的权重系数。

（四）过期未评价管理

系统会根据匹配的带教关系进行评价提醒,已建立带教关系的师资或学员会自动进入学员界面的"我的师资"或师资界面的"我的学员"名单,避免出现过期未评价现象。

（五）评价汇总

按不同权限,可查询汇总全院、带教师资或学员的被测评情况。

（六）评价结果运用的实例

1. 激励师资的重要抓手

（1）评选优秀师资:主要查看 360 度测评系统中住培医师和其他人员对某师资的测评结果、带教工作量等客观指标,评选出优秀的住院医师带教师资,给予物质奖励和精神奖励。

（2）住培导师准入的重要参考指标:在师资自愿申请、科室推荐的基础上,再结合住培医师对带教师资的测评,医院根据目前培训的住培医师规模确定住培导师准入人数,并动态考核、优胜劣汰。

（3）发放师资日常带教津贴的重要依据:师资带教津贴不但与带教的学员数量挂钩,也与带教质量挂钩。结合学员对师资的评价,依据带教人数和工作量的确认数据,测算出每名师资每月的带教津贴数额。

（4）确定带教人数的参考:鼓励优秀师资带教更多学员,在住培导师与住培医师"双向选择"匹配时,优秀师资可酌情增加学员人数。

（5）推荐专业型硕导的前提条件:坚持优秀的住培导师,优先推荐当专业型硕导。

（6）选送师资出国进修培训的参考依据。

2. 评选优秀带教科室的重要依据 通过分析 360 度测评系统中面向住培医师的测评结果,再结合科室参与住培工作的其他客观指标,评选出广受住培医师好评的带教科室,进行表彰奖励。

3. 科主任目标考核的内容之一。

4. 住培医师奖惩的重要依据

(1)评选优秀住培医师:统计分析某一年度住培学员在 360 度住培测评系统中的评价结果,作为评选优秀住培学员的重要依据。

(2)识别出有问题的住培医师:通过查看 360 度住培测评系统,若某学员在轮转过程中测评结果较差,或被科室投诉,给予相应的教育和处理。

附件 2:温州医科大学附属第一医院各教学事件跟踪评价

【对培训带教科室各个教学事件的师资评价】

教学事件结束时,住培医师用手机 APP 评价。设置的评价内容不宜太多、用时不宜太长。

(一)针对住培医师小讲课,评价内容包括教学目标是否明确具体、知识讲解是否理论联系实际、课堂气氛是否活跃,住培医师参与度是否高等。

(二)针对教学查房,评价内容包括选择病例是否合适、对患者病情是否熟悉、准备工作是否充分、是否善于启发住培医师主动提问等。

(三)针对病例讨论,评价内容包括病例选择符合培训大纲要求、指导住培医师结合病例,联系基础、临床知识及社会心理问题开展讨论、引导住培医师积极发言与讨论、师资及时指导反馈、结合查房病例,理论联系实际,重点讲解疑难问题,介绍相关新进展、指导学员归纳总结病例讨论内容和收获、病例讨论时间控制等。

【医院层面的住培教学事件师资评价】

(一)三基理论培训的即时评价

每年报名授课的师资及选题有大约 200 多个,由住培医师对报名的师资及课程进行选课调查,集中选出最受欢迎的课程 40 多个,在年底前排出下一年度的课程计划并予以公布,实施时按照排好的课程及时间开展。每次课程结束时,住培医师通过手机 APP 对师资的授课进行随堂评价。评价内容包括是否根据住培医师的认知水平,活用教材;是否深浅适度,重点难点突出;是否激发住培医师学习兴趣,启发思维;是否理论联系实际;是否注重因材施教、课堂气氛活跃;是否熟练科学使用教学媒体辅助教学;以及是否具备良好的课堂组织能力等。

(二)临床技能分阶梯培训的即时评价

在每次示范教学课程结束之后,由住培医师通过手机 APP 对带教师资进行即时评价。内容包括现场组织是否秩序井然，操作示范是否认真规范，是否结合病例巩固与操作技能相关的知识，是否重视学员动手能力的培养，是否启发教学、循循善诱、提高学习兴趣，是否耐心解答问题等。

● 案例三　宁波市第二医院师资评价

评价对象	1. 全体师资 2. 分级评价：普通师资、教学管理者（基地负责人、教学主任、教学秘书、科主任）、助教
评价参与人	住培医师、全院职工、同行（教学活动的督导）、委培单位
评价周期	出科（住培医师对师资评价） 师资授课能力考核表评价（住培医师对师资评价） 师资教学查房评价（住培医师对师资评价、督导评价） 年度教学质量综合评价 年度（全院职工对教学满意度评价） 年度住培基地委培单位满意度评价
评价目标	1. 评价师资带教工作量（带教学员数量） 2. 评价师资教学工作量（教学活动开展数量） 3. 评价师资的教学能力 4. 评价师资的教学质量 5. 评价师资的教学素质及热情 6. 评价教学管理者的管理工作量 7. 评价教学管理者的管理能力
评价指标内容	1. 出科评价　医德医风与师德、事业心与责任感、业务水平能力、医疗质量、教学能力、教学质量、科室教学管理等。 2. 师资授课能力考核表评价　教学内容、教学方法、基本技能、教学效果 3. 师资教学查房评价 （1）住培医师对师资评价：教学态度、教学内容、教学方法、教学效果 （2）督导评价：查房准备、查房指导、查房方法、查房效果、总体印象 4. 年度教学质量综合评价　带教工作量、教学工作量、参与教学工作会议次数、教学评价（出科评价）、教学管理工作量、教学管理工作完成质量 5. 年度（全院职工对教学满意度评价）　带教能力 6. 年度住培基地委培单位满意度评价　业务水平、指导能力、指导方式、为人素质、带教积极性、对培训要求的了解程度
结果运用	1. 为师资/教学管理者资质准入、退出、淘汰提供依据 2. 为师资/教学管理者绩效、奖励、评优及评先提供客观依据

续表

结果运用	3. 为师资/教学管理者培训培养提供依据和方向 4. 为师资/教学管理者学习进修提供依据 5. 为师资职称晋升提供可靠的依据 6. 为师资的干部提任提供参考依据
信息化手段 辅助	目前，已使用信息平台，解决了出科评价、师资授课能力评价、师资教学工作量与教学学分统计，为师资绩效提供依据

● 案例四　丽水市人民医院师资评价

评价对象	初级师资与高级师资
评价参与人	职能部门、科主任、教学秘书、同行、住培医师、护理人员、患者
评价周期	出科（住培医师对师资评价）、半年（360度评价）、年度（岗位胜任力综合评价）、3~5年（师资再认定）
评价目标	1. 评价师资的教学能力 2. 评价师资的教学质量 3. 鉴定初级与高级师资能力水平
评价指标内容	1. 师资年度岗位胜任力评价指标。职业精神、专业能力、教学能力、教学工作量与质量 2. 360度评价。医德医风与师德、事业心与责任感、工作主动性与积极性、教学能力、教学效果、教学任务完成情况、人际关系等 3. 出科评价。医德医风与师德、事业心与责任感、业务水平能力、医疗质量、教学能力、教学效果、医患关系、同事关系、团队协作精神等
结果运用	1. 为师资资质准入提供依据 2. 为师资绩效、奖励、评优及评先提供客观依据 3. 为师资职称晋升提供可靠的依据 4. 为师资的干部提任提供参考依据 5. 为师资学习进修提供依据
具体实施方案	见附件
信息化手段辅助	目前，已使用信息平台，解决了师资360度、出科评价、师资教学工作量与教学学分统计，为师资绩效提供依据

附件：丽水市人民医院师资评价实施方案

丽水市人民医院为首批国家级住培基地、浙江省住培临床技能培训中心的建设单位。医院根据国家级住培基地评估标准要求,制订了切实可行的师资评价方案,明确了初级师资、高级师资的评价指标,开展了住培师资绩效性评价和发展性评价,有效应用师资评价结果,积累了丰富经验,取得了一定成效。

【明确师资分层评价对象】

初级师资和高级师资。

【确定评价原则】

(一)坚持公平、公正、公开原则。

(二)坚持以政策为导向的原则。

(三)坚持客观、科学、规范、可操作性原则。

(四)坚持动态管理、持续改进的原则。

【确定评价指标】

(一)师资年度岗位胜任力评价指标

1. 初级师资年度岗位胜任力评价指标　以国家级住培基地评估标准为依据,结合住培师资素质要求和医院实际情况,围绕职业精神、专业能力、教学能力、教学质与量指标因子来制定具体的关键评价指标,采用主客观结合的赋权法(专家排序法和层次分析法),确定权重值(具体评价指标与权重见附表1)。

2. 高级师资年度岗位胜任力评价指标　在初级师资评价指标的基础上,增加教学研究与创新、课程设计、编写试题、师资培训等相关评价指标(具体评价指标与权重见附表2)。

(二)师资资质准入与再认定评价指标

1. 师资资质准入评价指标　包括专业能力(理论与技能)、教学能力(教学查房、理论授课、病例讨论、临床实践技能带教、临床实践技能执考)。

2. 师资再认定评价指标　包括教学能力(教学查房、临床实践技能执考)、360度评价、年度岗位胜任力综合评价、学员出科考核成绩。

(三)师资360度评价指标

包括教学态度、职业素养、教学能力、人际关系等评价指标。不同评价对象(包括职能部门、上级、同行及住培医师)的评价指标有所侧重(见附表3~附表6)。

【正确选择师资评价方法或评价工具】

(一)绩效考评方法

采用定性与定量相结合的考评方法,考评住培师资的教学结果与工作行为,主要用于师资年度岗位胜任力评价与学员带教质量的绩效考评。每年12

月,专业基地对师资进行年度岗位胜任力评价,科室定期对师资的带教质量进行评价。

（二）手机 APP 评价

主要用于师资的 360 度评价,住培医师出科时、上级和同行每半年、职能部门每年对师资进行评价。

（三）现场督导评价

建立院级、专业基地、科室的三级督导评价网络,定期评价师资的教学态度、教学能力及教学效果。

（四）教学档案袋评价法

主要用于新上岗的师资评价,要求年轻师资建立自己的过程性教学档案袋、结果性教学档案袋或展示性教学档案袋,让年轻师资感受到自己成长的过程,存在的优势、劣势及经验教训等。

（五）微格教学评价法

主要用于新入职师资的理论授课、临床实践技能带教等评价。

（六）目标合同评价法

主要用于年轻骨干师资培养的评价。

（七）自我评价法

年初进行诊断性评价,年中进行形成性评价,年末进行终结性评价。

（八）雷达图和模糊综合评价法

用于优秀师资的选拔。

【合理应用评价结果】

（一）评价结果在师资绩效考核中的应用

1. 全院性的师资教学绩效　按实际学时数,每年度发放一次,与住培医师评价或督导评价成绩挂钩,按评价成绩发放 100%、70%、50%、0。

2. 带教住培医师绩效　与住培医师出科理论考试、临床实践技能考核、住培医师对带教师资评价相关,明确不同的权重系数,按考核或评价成绩结果发放 100%、70%、50%、0。

3. 师资年度岗位胜任力综合评价成绩　按不同的评价成绩发放 100%、70%、50%、0。

4. 360 度年均评价成绩　按不同的评价成绩发放 100%、70%、50%、0。

（二）评价结果在师资资质中的应用

1. 住培医师对带教师资出科评价 <90 分,并且情况属实者,暂停师资带

教资格2个月;若年度内再次出现,取消带教资格。

2. 教学能力考核<80分,暂停师资带教资格3个月,3个月后经督导考核小组考核合格者,再准予带教资格。

3. 年度岗位胜任力综合评价成绩<80分,次年取消带教资格,1年后重新参加师资上岗前培训,考核合格者重新聘任。

4. 360度年均评价成绩<80分,次年取消带教资格,1年后重新参加师资上岗前培训,考核合格者重新聘任。

5. 年度教学学分达不到标准要求,取消带教资格,1年后重新参加师资上岗前培训,考核合格者重新聘任。

6. 住培医师出科临床实践技能考核不合格、病历检查不合格,暂停师资带教资格1个月,住培医师补考和病历检查合格,且经院部重新评估后,重新安排带教。

（三）评价结果在评优评先中的应用

优秀带教老师评选与以下指标相关:①年度教学能力考核平均成绩占20%;②师资年度岗位胜任力综合评价成绩占20%;③职能部门对带教师资评价成绩占10%;④住培医师出科考试成绩占25%;⑤住培医师对带教师资评价占25%。

（四）评价结果在职称晋升中的应用

师资职称晋升前,必须完成规定的学分要求。住培师资在晋升副高或正高职称前,必须完成教学学分80分,教学学分大于85分以后依次加分,最高可加5分。

（五）评价结果作为住培师资干部任命、外出学习、进修的优先条件。

【严格师资评价组织管理】

（一）师资资质每3~5年认定评价聘任1次,专业基地组织、院部督导,实行统一动态管理。

（二）师资年度岗位胜任力综合评价。各科室负责统计,专业基地负责审核评价,院部负责督导审核。

（三）师资的360度评价。住培医师出科时对师资进行评价,科主任、教学秘书、同行及护理人员每半年对师资进行1次及以上的评价,职能部门每年至少评价1次,及时反馈,评价结果与绩效挂钩。

（四）院部制定督导管理办法,明确院级、专业基地、科室三级管理人员督导的内容与频次,定期督导,及时反馈。

（五）教学学分管理由职能部门负责,通过信息化管理平台统计,及时反馈。

附表 1 丽水市人民医院住培师资年度岗位胜任力评价指标（初级师资）

一级指标	二级指标	三级指标	分值	评估细则与方法	得分
职业精神（10分）	医德医风与师德情况	违反法律法规，收授红包	10	一票否决	
		360度评价		95分及以上得满分；90~95分得6分，85~90分得4分，80~85分得2分，<80分不得分	
专业能力（25分）	临床工作胜任力	专业理论知识	5	80分及以上得满分；70~80分得3分；60~70分得1分；<60分不得分	
		专业技能或手术	10	90分及以上得满分；80~90分得6分；70~80分得2分；<70分不得分	
		临床决策思维能力	10	80分及以上得满分；70~80分得6分；60~70分得2分，小于60分不得分	
教学能力（65分）	教学背景	主治3年及以上、实习生带教经历3年及以上		一票否决	
	师资资格	具备院级住培师资资格		一票否决	
	临床带教能力	理论授课能力	5	90~100分得满分，85~90分得3分，80~85分得2分，<80分不得分	
		教学查房能力	6	90~100分得满分，85~90分得4分，80~85分得2分，<80分不得分	
		病例讨论能力	6	90~100分得满分，85~90分得4分，80~85分得2分，<80分不得分	
		临床实践技能带教能力	6	90~100分得满分，85~90分得3分，80~85分得1分，<80分不得分	
		临床实践技能执考能力	6	90~100分得满分，85~90分得2分，80~85分得2分，<80分不得分	
	培训与教学实施	教学学分完成情况	5	每年至少完成教学学分15分，少1分扣0.3分	
		病种完成率	8	达90%及以上得满分；85%~90%得4分；80%~85%得2分，<80%不得分	
		手术或操作技能完成率	8	达90%及以上得满分；85%~90%得4分；80%~85%得2分，<80%不得分	

108

续表

一级指标	二级指标	三级指标	分值	评估细则与方法	得分
教学能力（65分）	培训与教学实施	出科考核合格率	10	达100%得满分；每位学员不合格扣2分，扣完为止	
		医疗文书完成情况	5	95分及以上得满分，90~95分得3分，小于90分不得分，数量未完成扣3分	
加分项（10分）	课题与论文	教学课题与论文	4	每完成1项校级和院级教改课题各加2分和2分，每发表1篇教学论文加2分，最高4分	
	教学创新	教学方法	6	每创新1项教学方法加3分，最高6分	

附表2　丽水市人民医院住培高级师资年度岗位胜任力评价指标（高级师资）

一级指标	二级指标	三级指标	分值	评估方法	得分
职业精神（10分）	医德医风与师德情况	违反法律法规、收授红包	10	一票否决	
		360度评价		95分及以上得满分；90~95分得6分，85~90分得4分，80~85分得2分，<80分不得分	
专业能力（10分）	临床工作胜任力	专业理论知识	3	80分及以上得满分；70~80分得21分；60~70分得1分；<60分不得分	
		专业技能或手术	3	90分及以上者得满分；80~90分得3分；成绩70~80分得1分；成绩<70分不得分	
		临床决策思维能力	4	90分及以上者得满分；80~90分得3分；70~80分得1分；成绩<70分不得分	
教学能力（60分）	教学背景	具备住培普通师资5年及以上		一票否决	
	师资资格级别	具备省级师资资格证书		一票否决	

续表

一级指标	二级指标	三级指标	分值	评估方法	得分
教学能力（60分）	课程设计与建设	课程目标	2	课程目标明确,分层次,分专业得 2 分,一项不符扣 1 分	
		课程计划	3	课程计划分层次,分专业,可实施得 3 分,一项不符扣 1 分	
		制作教学视频、编写教学案例或教材	15	每制作 1 个教学视频得 5 分;每编写一本培训教材并出版得 10 分,未出版得 3 分;编写 1 个教学案例得 3 分,每制作一个精品课程网站得 10 分,最高分为 9 分	
	培训师资与教学实施	主持师资培训项目	6	每年至少主持各级师资培训项目 3 次,少 1 次扣 1 分,教学质量评价小于 80 分不得分	
		示范性教学	4	每年至少开展示范性教学 1 次,教学质量评价小于 80 分不得分	
		OSCE 或出科考核实施	5	每年度参与 OSCE 或出科考核至少 5 次,少 1 次扣 1 分,执考教学质量评价小于 80 分不得分	
		教学学分	5	每年至少完成教学学分 12 分,少 1 分扣 0.5 分	
		教学督导	5	每年至少参加各级教学督导 10 次,少 1 次扣 0.5 分	
	编写试题	临床病例分析试题	10	每年度至少编写临床病例分析题 10 套,少 1 套扣 1 分	
		临床技能模拟考核试题	5	每年度至少编写临床技能模拟试题 20 题,少 1 题扣 0.25 分	
教学研究与创新（20分）	课题与论文	教学课题与论文	10	每完成 1 项校级或以上和院级教改课题立项各加 8 分和 4 分;每发表 1 篇教学论文加 2 分,最高 10 分	
	教学创新	教学方法	10	每创新 1 项教学方法加 5 分,最高 10 分	

附表3 师资360度评价（职能部门）

被评价师资姓名：＿＿＿＿＿＿＿＿＿＿＿＿　　　科室：＿＿＿＿＿＿＿＿＿＿＿

　　填表说明：为客观评定和了解住培师资在带教期间的带教效果和各方面表现情况，我们组织了本次评价，请各位密切配合，如实填写。本表采用无记名方式，所回收问卷由教育培训处处理。

　　调查表中的问题只有一个选择，请在相应选项上打钩。每位评价人员对带教老师进行测评，同时请在问卷下方相应的个人信息栏内打钩，谢谢合作！

序号	问题	选项1	选项2	选项3	选项4	得分
		10分	8分	6分	4分	
1	您认为该带教老师在医德医风、师德方面的表现？	好	较好	一般	差	
2	您觉得该带教老师的事业心与责任感如何？	强	较强	一般	差	
3	您觉得该带教老师工作主动性、积极性如何？	好	较好	一般	差	
4	您认为该带教老师督导住培医师培训任务完成情况做得如何？	好	较好	一般	差	
5	您觉得该带教老师参加院部教学活动做得如何？	好	较好	一般	差	
6	您认为该带教老师带教能力如何？	好	较好	一般	差	
7	您觉得该带教老师带教效果如何？	好	较好	一般	差	
8	您觉得该带教老师教学组织管理能力如何？	好	较好	一般	差	
9	您觉得该带教老师人际关系方面做得如何？	好	较好	一般	差	
10	您对该带教老师的总体评价为：	好	较好	一般	差	

您对该带教老师的其他意见和建议：＿＿＿＿＿＿＿＿＿＿＿＿＿＿＿＿＿＿＿＿＿

＿＿＿＿＿＿＿＿＿＿＿＿＿＿＿＿＿＿＿＿＿＿＿＿＿＿＿＿＿＿＿＿＿＿＿＿＿＿＿

您的基本信息，请在相应的括号内打"√"（**您的信息对我们很重要，请务必填写**）

1. 教育培训处处长（　　　　）　　　　2. 教育培训处副处长（　　　　　）

3. 其他人员（　　　　）

附表 4 师资 360 度评价（上级）

被评价师资姓名：＿＿＿＿＿＿＿＿＿＿ 科室：＿＿＿＿＿＿＿＿＿＿

填表说明：为客观评定和了解住培师资在带教期间的带教效果和各方面表现情况，我们组织了本次评价，请各位密切配合，如实填写。本表采用无记名方式，所回收问卷由教育培训处处理。

调查表中的问题只有一个选择，请在相应选项上打钩。每位评价人员对带教老师进行测评，同时请在问卷下方相应的个人信息栏内打钩，谢谢合作！

序号	问题	选项 1 10 分	选项 2 8 分	选项 3 6 分	选项 4 4 分	得分
1	您认为该带教老师在医德医风、师德方面的表现？	好	较好	一般	差	
2	您觉得该带教老师的事业心与责任感如何？	强	较强	一般	差	
3	您觉得该带教老师教学工作主动性、积极性如何？	好	较好	一般	差	
4	您认为该带教老师督导住培医师培训任务完成情况做得如何？	好	较好	一般	差	
5	您觉得该带教老师参加专业基地或科室教学活动做得如何？	好	较好	一般	差	
6	您认为该带教老师带教能力如何？	好	较好	一般	差	
7	您认为该带教老师团队合作精神如何？	好	较好	一般	差	
8	您觉得该带教老师带教效果如何？	好	较好	一般	差	
9	您觉得该带教老师人际关系方面做得如何？	好	较好	一般	差	
10	您对该带教老师的总体评价为：	好	较好	一般	差	

您对该带教老师的其他意见和建议：＿＿＿＿＿＿＿＿＿＿＿＿＿＿＿＿＿＿＿＿

您的基本信息，请在相应的括号内打"√"（**您的信息对我们很重要，请务必填写**）
1. 专业基地负责人（ ） 2. 专业基地教学主任（ ）
3. 其他（ ）

附表 5 师资 360 度评价（同行）

被评价师资姓名：_____   科室：_____

填表说明：为客观评定和了解住院医师规范化培训　住培师资在带教期间的带教效果和各方面表现情况，我们组织了本次评价，请各位密切配合，如实填写。本表采用无记名方式，所回收问卷由教育培训处处理。

调查表中的问题只有一个选择，请在相应选项上打钩。每位评价人员对带教老师进行测评，同时请在问卷下方相应的个人信息栏内打钩，谢谢合作！

序号	问题	选项 1	选项 2	选项 3	选项 4	得分
		10 分	8 分	6 分	4 分	
1	您认为该带教老师在医德医风、师德方面的表现？	好	较好	一般	差	
2	您觉得该带教老师的事业心与责任感如何？	强	较强	一般	差	
3	您对该带教老师的业务水平能力评价如何？	好	较好	一般	差	
4	您认为该带教老师带教水平如何？	好	较好	一般	差	
5	您认为该带教老师团队合作精神如何？	好	较好	一般	差	
6	您觉得该带教老师带教效果如何？	好	较好	一般	差	
7	您觉得该带教老师在医疗质量方面做得如何？	好	较好	一般	差	
8	您觉得该带教老师在医患沟通方面做得如何？	强	较强	一般	差	
9	您觉得该带教老师在同事沟通方面做得如何？	好	较好	一般	差	
10	您对该带教老师的总体评价为：	好	较好	一般	差	

您对该带教老师的其他意见和建议：_____

您的基本信息，请在相应的括号内打"√"（**您的信息对我们很重要，请务必填写**）

1. 带教老师（　　　）　　　2. 教学秘书（　　　）　　　3. 其他（　　　）

附表 6 师资 360 度评价（住培医师）

被评价师资姓名：_____ 科室：_____

填表说明：为客观评定和了解住培师资在带教期间的带教效果和各方面表现情况，我们组织了本次问卷调查，请各位密切配合，如实填写。本表采用无记名方式，所回收问卷由教育培训处处理。

调查表中的问题只有一个选择，请在相应选项上打钩。每个轮转医师在每个轮转科室测评带教老师一票，同时请在问卷下方相应的个人信息栏内打钩，谢谢合作！

序号	问题	选项 1	选项 2	选项 3	选项 4	得分
		10 分	8 分	6 分	4 分	
1	您对该带教老师的业务水平能力评价如何？	好	较好	一般	差	
2	您认为该带教老师带教水平如何？	好	较好	一般	差	
3	您觉得该带教老师带教效果如何？	好	较好	一般	差	
4	您觉得该带教老师对你生活与工作关心如何？	好	较好	一般	差	
5	您对该带教老师对督导你完成培训标准情况如何？	好	较好	一般	差	
6	您认为该带教老师在医德医风、师德等方面的表现？	好	较好	一般	差	
7	您觉得该带教老师的事业心与责任感如何？	强	较强	一般	差	
8	您觉得该带教老师在医患沟通方面做得如何？	强	较强	一般	差	
9	您觉得该带教老师在同事沟通方面做得如何？	好	较好	一般	差	
10	您对该带教老师的总体评价为：	好	较好	一般	差	

您对该带教老师的其他意见和建议：_____

您的基本信息，请在相应的括号内打"√"（**您的信息对我们很重要，请务必填写**）

1. 第一年轮转住培医师（　　　） 2. 第二年轮转住培医师（　　　）

3. 专硕研究生轮转医师（　　　）

第四章　师资激励

科学的激励机制是住培师资队伍建设的必要措施,是做好住培师资管理、提高带教积极性、提升住培质量的重要手段。如何以需求为导向,建立可行、有效的多维度激励机制是每个住培基地面临的现实问题。

第一节　师资激励概述

一、师资激励的意义

(一) 相关概念的界定

激励的词义为激发鼓励,在管理学上是指组织通过设计适当的外部奖酬形式和工作环境,以一定的行为和惩罚性措施,借助信息沟通,激发、引导、规范和保持组织成员的行为,有效地实现组织及其个人目标的过程。住培师资的激励,主要由住培基地通过制定物质和精神奖惩办法,激发、引导、规范和保持带教师资的带教行为和能力,是一种重要的管理手段。

通过文献检索,未找到专门的住培师资激励机制的相关界定。所以,本文阐述的住培师资激励机制,是参照管理学中广义的激励机制。

(二) 对激励机制的认识

无论是在企业还是政府,激励机制对鼓励员工积极性都具有重要意义。美国哈佛大学威廉·詹姆斯教授在员工激励研究中发现,按时计酬的分配制度仅能让员工发挥 20%~30% 的能力。如果充分激励后,员工的能力可以发挥出 80%~90%,60% 的差距就是有效激励的结果。另外,激励机制也是比较好的吸引人和留住人的制度手段,并为工作营造良性的竞争环境。

同理,住培带教简单地以课时、带教人数给予奖励,往往调动不了师资带教工作积极性,所以建立可行、有效的多维度激励制度,可以提高师资带教的积极性,也可以吸引更多的优秀医师从事带教工作,逐渐形成良性竞争,营造医师积极带教的氛围,对提升带教质量具有重要意义。

激励模式理论主要有内容激励理论、行为改造激励理论、过程激励理论和综合激励理论,理论模型主要有马斯洛的需求层次理论、赫兹伯格的双因素理论、弗鲁姆的期望理论、亚当斯的公平理论、波特和劳勒的综合激励理论。具体来说,激励机制包括物质激励和精神激励两方面:物质激励是基础,是从事工作的必要保障,人们只有首先解决吃、穿、住、行等物质生活问题,才有可能从事精神生产和精神生活活动。精神激励是动力,能激发人的热情,启动人的积极性、主动性,使人有一股内在的动力朝向所期望的目标前进。

二、师资激励的现状

(一)历史沿革

1. 国外激励机制历史沿革 1943 年心理学家马斯洛提出"需求层次理论",将人的需要分为 5 个层次,由低级到高级依次为生理需求(physiological needs)、安全需求(safety needs)、爱和归属感(love and belonging)、尊重(esteem)和自我实现(self-actualization)。之后,奥尔德弗提出 ERG 理论[E、R、G 分别代表生存(existence)、关系(relatedness)、成长(growth)],将马斯洛的层次需求压缩为 3 个层次,认为任何时间、多种层次的需求会同时发生激励作用。ERG 理论提出了"挫折 - 后退式"概念。当个体高层次的需求长时间得不到满足,个人会感到沮丧,然后回归到低层次的追求,提醒我们应根据员工需要和素质特点设置适当的目标。如果组织目标设置过高,非员工能力所及时,员工因达不到目标而无法满足需要。

20 世纪 50 年代末期,美国心理学家赫兹伯格提出"激励与保健因素理论"(双因素理论);1968 年,美国心理学家波特和劳勒提出了综合激励模式。

2. 国内激励机制历史沿革 中国古代就有激励下属的做法,如"士为知己者死""赏不可不平、罚不可不均""任贤律己""身先士卒""上下同欲者胜"。我国心理学家俞文钊教授建立了"激励与去激励因素连续体"模式,明确了激励、保健、去激励因素三者的关系,认为"激励因素能引起强或较强激励,在职工心理上引起满意感,从效果上看,能使工作效率提高。"研究表明,中国企业中的激励因素与西方激励因素不完全相同,它们分为 6 大类,即公平感、认可、工作条件、人际关系、责任、基本需要。报酬是指劳动者付出劳动后应得到的钱和实物。现代管理学提出劳动者的报酬应当相对公平合理。绩效工资制度的提出就是提倡多劳多得、少劳少得、不劳不得,报酬的公平合理体现了这一思想。只有这样,才能从根本上消除平均主义,克服"大锅饭"思想,充分激发和调动人的积极性,提高工作效率。

(二)运行现状

国外住培制度起步较早,激励机制却比较简单。美国在精神激励方面,对师资进行逐级评价并提升为教学领导,授予相应的表彰;英国在物质激励方面,给予带教师资每年 2500 英镑的补助。

我国台湾地区实行绩效积分制度,积分与工资和晋升职称挂钩,教学活动和教学培训都可以获得积分,主要有授课补助、导师和临床教师额外教学补助、绩效奖金、遴选优良教学医师,教学成效与评优评先、人事晋升、薪资调整、出国进修等均具有一定关系。

国内通过不断深化住培制度改革,激励机制在各住培基地逐步得到重视和完善,国家出台的《住院医师规范化培训管理办法(试行)》明确培训基地要将带教情况作为师资绩效考核的重要指标,对带教师资给予补贴。在历年由中国医师协会组织的培训基地评估中,明确将师资激励作为重要评估指标,明确师资激励与绩效挂钩。上海市出台的《上海市住院医师规范化培训医院和师资管理办法(试行)》规定,对按照规定完成住院医师带教任务的带教医师,培训医院可根据实际情况给予适当的带教补贴;对在指导住院医师过程中表现突出的带教医师,培训医院在评优评奖、职称晋升等方面应给予优先考虑。广东省出台的《关于加强住院医师规范化培训师资队伍建设的指导意见》,明确要加强师资队伍建设。上海市一项调查研究发现,激励机制要与师资绩效评价相结合,将评测结果与带教医师的职务、职位、工资、奖金等切身利益挂钩,适当引入竞争,既能调动住培师资的主观能动性,又能加强带教师资的危机感和责任心,更能提高教学的质量。

浙江省将住培师资作为住培质量的重要抓手,要求各培训基地建立健全住培师资的激励机制,并将有关指标作为基地考核评估的重要参考依据。2012 年出台的《浙江省住院医师规范化培训师资培训方案》明确:要开展师资基础带教能力培训,并将师资培训合格证书作为师资带教的基本要求。2017年开展分阶段、模块化、递进式的师资培训模式,从管理和带教能力出发设计了三个阶段的培训模块,将师资培训比例与基地建设挂钩,将师资培训与准入再认定挂钩。浙江省各住培基地为激发和鼓励师资带教,多方面地积极探索师资的激励机制。课题组调查显示,99.38% 的培训基地已实行师资激励,师资激励主要体现在与绩效、职称晋升、评优评先、进修学习等方面挂钩。物质激励方面主要有绩效资金和带教补贴两方面,带教补贴多与带教学员数有关,标准为每学员每月 100~500 元不等,还与各种教学活动有关,参与教学活动的,给予每课时 50~300 元的奖励。绩效奖金,将带教工作列入科室每月绩效,如丽水市人民医院、嘉兴市第一医院、杭州师范大学附属医院、中国科学院大学宁波华美医院约占 5%~10% 的比例。精神激励方面,主要表现为评优评先,并给予适当经费奖励,大部分基地均已实施;职业发展方面,大部分基地都将职称晋升、岗位聘任、行政任职、人才培养与带教工作挂钩,如浙江大学医学院附属邵逸夫医院对晋升中高级职称的医师制订教学工作量化指标体系;绍兴市人民医院为优秀带教师资在职称评审中给予加分;嘉兴市规定,报考或评聘副主任(中)医师、主任(中)医师专业技术职务者,必须完成医院指派的住培带教任务。部分基地将优秀带教师资与出国进修相挂钩。

三、师资激励的问题

激励机制是提高师资带教积极性的重要因素之一,是间接决定住培质量的关键。虽然各地、各住培基地都提高了对师资激励的重视程度,但还存在管理理念、机制、制度、运转等方面的问题。

(一)制度尚不完善

师资使用与管理,需打好"物质激励与精神激励相结合、遴选机制与退出机制相结合"的"制度组合拳"。对住培管理人员调查显示,浙江省 99.38% 的住培基地已经开展师资激励,但大部分住培基地出台的师资激励制度不够系统和完善,导致制度实施成效不明显;有些制度操作难度大、难以落地,导致制度和成效两张皮。调查中还发现激励政策与职称晋升挂钩的占 86.34%,专项奖励的占 78.26%,与绩效挂钩的占 63.98%。可见,激励机制还有待进一步被认识,特别是物质激励亟待加强。

(二)带教工作在绩效考核中体现度不高

在师资认定上,大部分住培基地采用全员聘用制,将基本职业技能、个人能力、品德医德作为主要考核标准。这种管理模式无法体现住培绩效,对住培师资带教工作的凸显性不足,无法调动师资积极性。只有改变现有激励机制的标准,建立起新的竞争式管理机制,以教学业绩来评价住培师资是否继续具有带教师资资格,让住培师资产生压力感,通过岗位聘任变压力为动力,建立激励竞争机制,调动住培师资积极性。

（三）需求导向的激励机制还不够完善

激励的前提是需求导向，继而运用恰当的手段对其进行激励。有效的激励来源于人性的内在动机与追求，应重视人性的内在诉求。课题组调查发现，31.37% 的师资需要奖惩性的激励，与绩效奖金、晋升等直接挂钩。18.72% 的师资需要发展性激励，更加注重教师的个人职业发展。49.55% 的师资需要两种激励的结合。很多住培基地对住培师资激励制度缺乏有效的长期规划，缺少对实际需要的分析，合理性欠缺，科学性差，这是无法真正调动师资积极性的主要原因。

（四）激励方式的科学性有待提高

住培基地的人力资本，无法直接按照市场价格进行量化，也无法通过市场交换来获取利润。同时，受专业本身、影响力大小等影响，这种单纯根据带教师资的教学成果、所教住培医师素质提升状况，以及科研成果，来评价住培师资人力资本的价值，会导致住培基地内部差异较大，影响住培师资工作积极性。亚当斯的公平理论强调，个人在关注报酬的绝对量的同时，也会关心报酬的相对量。个体会将自己获得的报酬与他人进行比较，并作出公平与否的判断，其比较的结果对其今后工作积极性产生影响。目前，部分住培基地对住培师资薪酬设置缺乏内部公平性，如职务晋升论资排辈、政策稳定性和连贯性差等，容易让师资产生不公平感。此外，住培师资还将自己获得的报酬（包括物质奖励和精神奖励）与自己的投入（包括受教育程度、工作努力、工作时间等）的比值与其他个体或职业作横向比较，投入产出不成正比的情况下，对带教积极性会产生极大的影响。

（五）师资带教在薪酬机制中的占比不高

住培基地基本绩效的发放原则虽然是优劳优酬，但决定多少的依据不是绩效，而主要是职称。即使部分基地体现了教学绩效，但很多基地的薪酬存在很大差距，以每个学员、每个月的教学补助而言，低的 100 元 /（月·人），高的有 500 元 /（月·人）。由于不能精确地计算出每位师资的贡献，只能部分地实施按劳分配。这种单一的激励制度，并没有把激励制度建设与住培师资多方面需求结合起来。此外，住培师资还有培训进修的需求，现实却是只有部分住培师资有机会参加学术会议、研讨会等。现实中的很多培训不分年龄、不分对象、不分需求，容易使人产生"培训是个苦差事"的错误认识，参与意愿不高。

第二节 师资激励机制构建

住培师资激励机制以师资为中心,涉及职称激励、薪酬激励、荣誉激励、考核激励、文化氛围等各个方面,需要实现激励机制内外部的各种要素及由其构成的动态系统的和谐统一。一套有效的住培师资激励机制,可以自主适应培训基地内外环境的变化,始终找到最佳发展立足点。

一、师资激励机制构建的理论基础

(一)人性假设理论

管理的核心、前提和难题是人。1957年,美国行为科学家道格拉斯·麦克雷戈(Douglas McGregor)提出人性假设理论,又称X-Y理论(表4-1),对住培师资激励具有重要的借鉴意义。住培师资激励机制的出发点,就在于通过掌握住培师资个性行为的规律性,提高对带教师资行为的预见性和控制力。

表4-1 激励机制的人性假设

经济人假设理论	人是由经济诱因来引发工作动机的,人们参加生产劳动的希望是获得最大的经济利益;在生产管理的组织中,人的情感是非理性的,人被动地接受组织的控制和操纵。
社会人假设理论	人类工作以社会需要为主要动机,人是作为某一个群体中的一员而有所归属的"社会人"。人们在群体中而获得认同感觉,在工作中享受人生乐趣,人最迫切的需要是社会需要的满足,金钱的刺激已经失去原来的诱因效果。
自我实现人的假设理论	人都需要发挥自己的潜力,充分展示和发挥个人才能,实现个人理想与抱负。认为自我实现人在工作中追求成就、发展能力、能够适应环境,获得最高层次需要的满足,即自我实现。
复杂人假设理论	人本身是复杂的,在复杂的、不断变换的环境中会表现出不同的人性来。
知识人假设理论	激励来自于工作的内在报酬本身,从工作中取得满足感,有自己的福利标准。需要经常更新知识,希望在工作中拥有更大的自由度和决定权,也看重支持。

人性本是趋利、自利,好的机制可使其成为组织动力的源泉,坏的机制则会产生冲突与祸患。住培师资激励机制应该立足于激励本身,围绕人的活动

主线（即"需要—动机—行为"），通过一定的机制设计，把带教师资个体行为与需要挂钩，将带教行为直接转化为个人收益，包括经济、名誉等多方面收益。

（二）需求层次理论

马斯洛需求层次理论把需求分成生理需求、安全需求、爱和归属感、尊重和自我实现，依次由较低层次到较高层次排列。需求的五个层次间存在着重叠部分，低一级的需求获得一定的满足后，高一层次的需求就会凸显出来，成为主要诉求。因此，需求层次论是一种阶梯式的结构，而不是一种"有或没有"的理论结构。几种需求可能在某一时刻同时存在，只是强弱程度不同而已。需求满足的难易程度与需求层次的高低直接相关。偏于物质生活的较低层次的需求，容易满足，且有周期性的特点。偏向于精神生活的较高层次的需要，相对难以满足，亦无必然的周期性。五个层次的需求在一定程度上反映了我们的共同需要，但这并不意味着它完全适用于每一个体。在住培师资激励设计时，也要全面考虑住培师资的需求层次和需求实现方式。

（三）利益相关者理论

利益相关者，是指能够影响组织或活动发展的人或团体。他们与组织存在相互依存的关系。因此，组织在做决策时必须考虑他们的利益，或者是接受他们的监督和制约。利益相关者对问题的意见，可能是一致的，也可能有分歧。如何平衡他们之间的关系，是处理所有问题的关键。

参照利益相关者理论，住培基地实质上是一种利益相关者组织，也应该关注利益相关者的诉求。与住培基地有利益关系的包括内部利益相关者和外部利益相关者，如医生、培训学员、病人、政府等。从宏观的角度考虑和把握不同层次利益相关者之间的责任、权力和利益，实现整体利益的最大化是住培基地决策者的责任。根据各类利益相关者对住培基地的不同利益需求，住培基地应当承担如下的社会责任：承担与履行保证公民医疗、保健、康复等需求；加强科研学习，提升医生素养，提高诊疗能力；加强带教师资队伍建设，培养未来的医疗卫生人才。在住培师资激励设计时，必须要充分考虑利益相关者的利益诉求，改善带教师资的待遇。

（四）心理契约理论

心理契约认为"个人将有所奉献与组织欲望有所获取之间，以及组织将针对个人期望收获而有所提供的一种配合。"个人经过一系列投入、回报构成的组织经历之后，对组织在情感上产生了契合关系，对其依赖感和忠诚度逐渐加强，最终使得个人的目标与组织的目标一致化。这种个人与组织的契合关系虽是内隐的,但却有激励效果的。住培师资和住培基地之间也存在隐性契约,其核心是住培师资满意度,包括良好的工作环境、任务与职业取向的吻合、安全与归属感、报酬、价值认同、培训与发展的机会、晋升等。

心理契约可以反映住培师资在住培基地中的心理状态,影响着住培师资的工作满意感、组织认同度和归属感,影响着住培师资的情感投入和工作状态,最终影响到住培基地目标的达成效果。

二、师资激励机制构建的有关要素

总体来讲,住培师资激励机制涉及到实体要素、关系要素和精神要素等方面,其功能的发挥及有效性的确立,依赖有关要素的有效性,依赖于有关要素产生积极效能。

(一)实体要素

实体要素是指不依赖于人的意识而又能为人的意识所反映的客观实在所关联的因素、元素。如住培基地教学与研究的硬件资源、住培师资薪酬待遇、住培基地工作环境,住培师资职务职称等。实体要素在住培师资激励过程中处于第一位,是基础性的。住培师资在带教过程中,较为看重带教工作量对其职称晋升与职务聘任的贡献度。另外,住培基地的带教软件、硬件条件,如,医院对带教的重视度、住培医师的素质等,都是带教师资所看中的。医院对带教越重视,住培医师的素质越高,带教师资的带教欲望越强。

生存是人的第一需要,物质激励仍然是住培师资激励中重要手段,是精神激励和要素激励的根本依托。带教师资的职务职称是自我实现的重要体现,在住培师资激励中起着重要作用。浙江省各住培基地的住培师资管理办法,大都直接将住培师资年度考核结果与带教津贴、绩效考核、职称晋升等挂钩。

(二)关系要素

关系要素是指可以激发产生相互联系、连带影响和牵涉作用的因素,包括住培基地管理体制、激励政策,以及各种激励相关的规章制度等。因其可以传达一定的信息,具有动力功能。

在关系要素中,最重要的是住培基地的管理体制。深化医药卫生体制改革,不断完善住培基地管理体制和运行机制,对激发住培师资的带教积极性,推动住院医师规范化培训质量具有重大意义。政策、制度是激励有效性的关键保证。住培基地组织制度是一个庞大的体系,包括医疗制度、决策制度、人事制度、分配制度等,大的制度下面可能又有若干子制度。制度之间相互补充、相互依存,构成相互协调的制度网络。这些制度关系要素都与住培师资激励息息相关。住培师资个人能力在住培基地一定的制度下才能发挥作用。行为规范是建立在对带教师资个人专业素质和带教能力水平的正确认知上,通过行为规范的约束实现带教师资个人的努力和单位的目标一致。制度的建立有利于规范和引导带教师资的行为,调动师资的积极性,保障住培质量目标。所以,政策、制度是关系要素中有效协调利益关系,并激励带教师资的关键。

（三）精神要素

精神要素分为个体精神要素与群体精神要素。个体精神要素,包括带教师资的思想意识、职业道德、思维方式、心理需求等。对个体精神要素的满足,属于精神性报酬,能极大地激发住培师资的带教热情和积极性,如"声誉"属精神报酬。群体精神要素,包括群体道德、群体传统等。住培基地的价值观是住培工作运行的核心和精神支柱所在,直接或间接影响到所有工作人员的个人价值观。住培基地在激励住院师资时,需要考虑的不是调动某一两个带教师资的积极性,而是着眼于带教师资整个群体精神的激发和提升。个体精神要素、群体精神要素各具独特内涵,两者的融合交集越多,凝聚力就越大,需要协调统一。

三、师资激励机制构建的系统关系

师资激励机制构建主要由动力系统、诱导系统、绩效系统、控制系统等子系统构成,与三要素功能发挥交相呼应,其中动力系统、绩效系统与实体因素,诱导系统与关系因素,控制系统与精神因素均相互依存、相互作用,四个子系统之间也不是孤立存在的,而是围绕一定目标和特定功能,形成有机的联系和互动,促进整个激励系统功能的发挥。

（一）动力系统

1. 个体动力

（1）需要和欲望:需要是住培师资激励机制模型建设的第一原动力。马斯洛的需要层次理论对住培师资激励机制模型建设有重要借鉴价值。但是,由于住培师资群体的特殊性,马斯洛的需要层次理论仍有可以补充的地方。我们认为低级需要不会因为高层次需要的出现而自动消灭,只是对行为影响力减少而已。而且由于环境的不同,一个人满足各层次需要的先后次序也会有所不同,有时甚至可以跨越某个层级而向上发展。同样,住培师资存在各种不同的需要,满足这些需要就成为师资追求的动力,而实现这些需要所必须具备的条件也就同时成为诱导师资努力工作的激励因素。

欲望是住培师资激励机制模型建设的最重要动力。住培师资为满足其自身的某种需求,在初级阶段表现为满足其作为"动物的人"的生理需求而工作的特征,在高级阶段表现为满足其"社会的人"的精神需求而工作的特征。而"社会人"的需求激发,关键体现在人的欲望。欲望是一种内生动力,作用的方式更为直接、深入。欲望产生以需求得到满足为前提,欲望实现的难度也比需求的满足更大。人类常见欲望一般有占有欲、亲近欲、能力欲、成就欲、信仰欲等,每一种欲望都蕴藏着巨大的动力潜能。如何激发住培师资的欲望,就成为整个激励机制模型动力系统的最关键的问题。

(2)动机:动机是达成行为与目标之间联接关系的节点,也是需求和欲望得以满足的导航系统。动机是推动人从事某种活动,并朝一个方向前进的内部动力,是为实现一定目的而行动的原因。动机是不同类型的动力源内化的结果,行为是这种内化过程的外在表现。因此,动机具有强烈的目的性和内发性特点,具有明确的目标指向性和强烈的内在推动力。也就是说,动机是激发和调控个体进行活动并导致该活动朝向一定目标的心理倾向,是主观和客观综合交融的产物,具有一定的不确定性。因此,把握带教师资的动机具有相当的难度,但有一定的轨迹可循,要从一种全面综合、动态平衡的视角进行切入。

2. 组织动力 组织动力是指组织行为和组织的制度规则产生的激励效力,通过组织这个资源中枢,人、结构以及组织运作的环境之间形成相互作用关系,从而形成一种综合性的动力形态。组织动力一般来源于以下几个方面:一是社会需求。住培基地发展的根本动力在于满足社会对健康的诉求,而这种需要的满足又必须以医生群体需要和欲望的满足为前提条件。二是组织结构。组织结构是组织成员基于相同的组织目标建立起来的正式性的关系结构,塑造了组织行为的特点。这种关系结构决定了组织运行的权责分配,对不同的组织成员具有不同的控制力。三是环境影响。住培基地发展的各个层面都受外界环境的影响,又对环境形成反馈作用,形成一个相互作用的动态闭环。三种动力因素都对组织行为和目标产生不同的影响,相互作用,形成一个良性循环。

由于住培基地组织是由从事教学、诊疗、科研、管理等不同岗位和不同层次的教职员工和住培医师组成的一个复杂有机体,个体特征和群体分化的特质明显。通过组织能量来缩小组织成员之间的分化是组织动力的重要作用之一。首先,组织具有人文属性。人性化的管理被普遍认为是现代化组织管理风格,在住培基地管理中更为重要。住培基地和社会各界通过对住培师资多方面、多层次的物质和精神需求的关注,建立相关的管理制度,来提高师资工作积极性、创造性,提高工作绩效,以确保组织长期、持续、健康发展。其次,组织具有和社会环境的互动性。社会加大对住培师资的认同和首肯,积极营造出"尊重知识、尊重人才、尊重劳动、尊重创造"的发展环境,最大化住培师资之间、领导与住培师资之间、住培基地和社会之间对工作状况的交感力,在良性互动中促进住培工作的螺旋式上升。再次,组织内部具有位势力。由于年龄、学历层次、职称级别等差异以及个性差异,使得不同的人承担着不同组织角色。组织角色的内部沟通和合作,使得基于角色差别的位势力作用得以有效发挥,对促进组织成长是至关重要的。

(二)诱导系统

诱导系统是指在一定时期内,根据一定目标或者期望,通过物质、精神、制度、文化等因素向住培师资灌输,引导住培师资自觉地朝着既定方向前进的机制组合体。住培师资激励机制模型的诱导系统,应当是反映住培师资激励过程的动机激发因素,支撑或强化其动力系统。其中目标、利益、制度基本上构成了激励机制模型诱导系统的主要框架。

1. 目标诱导　目标诱导的建立需要具备以下几个条件:第一、目标必须要可视化,能让人感受到具体的成果和愿景;第二、目标制定的民主化,目标相关者要亲自参与目标制定过程,目标的制订只有反映出个人的意志,才会产生目标的认同与共鸣;第三、目标实现是一个动态调整的过程,组织目标不是一成不变的,要因时制宜、因势制宜地进行目标的调整,既可能是渐进式的调适,也可能是颠覆式的创造。

师资激励机制模型建设中最为关键的是保障目标相关者的高参与度。住培师资参与的广度、深度决定着其认同度和共鸣度,直接影响到师资为其目标去奋斗的动力和毅力。同时,师资因能够参与影响自己或住培基地发展的目标研究而受到鼓舞,感受到基地的信任,体验出自己的利益与住培基地发展目标密切相关而产生强烈的责任感。

2. 利益诱导　利益诱导是一种间接的、潜在的激励,通过满足人们对于一定对象的各种客观需求进行合理、有效调配,从而对人行为产生影响力。利益的心理基础是人的需求。物质利益就是人对物质的需要和追求,精神利益就是人对精神生活的需要和追求。物质利益是激励机制模型的逻辑基础,是住培师资作为自然人的生物诉求。亚当·斯密曾指出,在市场制度下,萦绕于心的只有他自己的利益。利益分配的有失公允,不可避免地造成住培师资对带教行为的消极对待,甚至强烈反对。因此,必须注重对住培师资物质利益的合理满足。精神利益则是住培师资对自我提升、实现价值的追求,可以通过医院评优评先、住培医师爱戴拥护、社会认可尊重等具体形式得到满足。物质利益是有价的,精神利益是无价的;物质利益是有限的,精神利益是无限的;物质利益是单向的,精神利益是双向甚至多向的。我们应根据两种不同利益形式,结合带教师资的利益诉求,在激励机制模型的动力挖掘、诱导指向、绩效评定、控制协调等过程中,把握好二者的平衡,充分发挥利益诱导在住培师资激励机制模型中的功能和价值。

3. 制度诱导 制度诱导是指组织以驱动人的积极行动为目的而制订的规则,通过设计和执行这些规则,促使组织内成员朝着组织的目标前进。住培师资管理中,一般通过评价制度、淘汰制度、晋升制度、奖励制度等诱导因子,直接以激励为目的对带教师资个体进行目标引导。制度诱导有效与否,与制度设计的合理性息息相关。不合理的制度设计不仅难以起到激励和正向诱导的作用,甚至伤害组织成员的积极性,消耗其他诱导因素的能量。

(三)绩效系统

住培师资绩效具备以下几个特点:不论对个人还是组织,其输出是有价值的;师资的社会角色决定其必须履行相应社会职责;师资与住培基地之间存在绩效与薪酬的对等承诺。主要包括育人绩效和发展绩效。

1. 育人绩效 住培工作的首要任务是培养合格的临床医生,传授专业知识和临床诊疗技能是带教的第一责任。育人绩效主要体现在专业知识、示范引导和启智启迪等方面。

(1)专业知识绩效:住培教学活动中,师资对专业知识传授应坚持实用性、理论性、系统性等原则,灵活运用启发式、问题式等教学形式。如,以案例为载体,让住院医师参与其中,围绕具体病例展开,用讨论手段进行专业知识交流,复习相关文献,进行难点解惑。师资对专业知识的传授,不应局限于住培医师的专业素养,还应重视激励学习动力,陶冶人文情感,丰富精神生活,激发住院医师对职业的认同。住培师资在教学过程中,不论采用何种方式,专业知识绩效是考核带教师资的基本要求。

（2）示范引导绩效：鉴于医学教育的特点，带教师资的言传身教对住院医师影响很大，对培养具有丰富知识和高尚品德的住院医师有着重要作用。首先，要严于律己。带教师资应时时刻刻从教育学员出发，严于律己，一言一行都应成为住培医师的榜样。其次，要关爱住培医师。医学教育中的师生传承关系，不仅建立在知识和技能的传递上，更在于师生间感情的维系上。住培师资对住培医师的感情，是感情纽带建立的基础。最后，要恪守尽职。住培工作中存在对住院医师劳动力滥用的问题，有些住培基地或者住培师资把住院医师当做免费的劳动力，让其从事重复繁琐的工作，无视住院医师的培养方案，影响了培养质量。

（3）启智启迪绩效：我国的医学院校教育和毕业后医学教育，普遍存在价值观念缺失、人文精神淡薄等问题，致使一些住院医师职业信仰不坚定、职业价值不明确。住培工作的目的，不仅在于培养一批同质化的合格医师，更要注重对住培医师人文情怀的塑造，为其注入符合医生职业特点的精神基因。也就是培养有荣誉感、有职业追求、有担当的国家栋梁之才。

2. 发展绩效 住培师资作为医疗卫生事业的战略资源，是住培工作的一线实践者，对医学教育改革、医疗人才队伍建设等发挥重要作用。住培师资的发展对师资个体和住培基地都有着积极意义，有助于提高医学教育质量。解决我国面临的医疗卫生难题，关键之策是建立强大的医疗人才队伍。医疗人才队伍的壮大，离不开有效的住培，一定程度上取决于住培师资。因此，住培师资必须注重自身学科知识、专业知识的完善以及能力、品性等方面的发展提高。

住培师资的职业具有极大的幸福价值。住培师资幸福的获得离不开自身能力发展，住培师资对幸福的理解、向往与追求，是一种有待于发展的主体能力。因此，住培师资发展对自身幸福来说非常重要，没有发展，幸福便失去源泉。

（四）控制系统

有效的控制系统，是确保激励机制模型顺畅运行的必要条件。通过修正和调整，使激励机制模型符合既定的目标，使各项教学和管理活动得以顺利推行。当前，住培基地的个别住培师资，带教工作不认真负责，究其根本就在于制度建设不健全、制度执行无力度。其中，师资评价制度，是整个住培师资激励制度中的基本制度。

（一）奖惩性师资评价制度

作为最常见的评价手段,以事后评价为依据,对工作绩效进行正向奖励或反向惩罚,通过强力威慑和利益引导实现激励目的。

（二）发展性师资评价制度

发展性评价十分强调评价的促进、发展功能,关注的是评价所产生的改进。该评价制度运用多种科学的评价手段,针对问题改进,在判明住培师资强项和弱项的基础上,使师资在知识和技能上扬长避短,提升工作绩效。

此外,信息和反馈是激励机制模型控制系统的关键构成。信息是激励系统运行的"神经元",系统是依靠信息进行通讯和控制的。信息控制是否有效,关键在于信息获取的客观性、全面性,在于信息传递的及时性、保真性,在于信息反馈的针对性、发展性。

第三节 师资激励机制构建原则与建议

在深入研究激励机制的基础理论、要素和系统之间关系的基础上,结合我国激励机制建设的现状和问题,探索适合我国住培可持续发展的师资激励机制。

一、师资激励机制构建的原则

课题组调研发现,师资激励在各住培基地或多或少地得到落实,既有绩效补助、带教津贴、专项奖励等物质激励,也有职称晋升、管理岗位任职等个人职业发展激励,还有评优评先、带教师资资格等个人荣誉激励,以及参与继续教育、进修、培训等个人能力提升激励。总体来说,体现和运用了激励的实体要素、关系要素和精神要素,也体现了奖惩并举、以奖为主的理念。

全国住培制度实施才 4 年多时间,尚处于制度推进的初期阶段,一些具体的制度措施在实施中需不断完善和不断健全。为确保师资激励机制运行有序,在住培制度实施中起到"催化剂""强心剂"作用,需要遵循以下原则建立科学有效的师资激励机制。

（一）物质激励与精神激励相结合

马斯洛的需求层次理论启示我们:人不仅有物质的需要,还有精神的追求。物质激励通常包括津贴补助、薪酬奖励等因素;精神激励则包括工作的文化氛围、职务晋升、荣誉感、成就感等。住培师资具有双重属性,既是一个救死扶伤的医务工作者,又是一位言传身教的教师。住培师资在关注物质利益的同时,更关注作为一名带教师资的荣誉感、成就感。因此,住培师资对精神方面的需求更为明显。这就是说,他们所关注的既涵盖物质激励,更强调精神激励。运用精神激励可以减少人们对物质激励的依赖,运用挑战激励、荣誉激励、晋升激励等多种激励方式,可以激发住培师资的自尊心、荣誉感、责任心,让住培师资在工作中得到满足,充分实现自我价值,最终满足住培师资自我实现的需要。

(二)尊重师资与尊重知识并重

马斯洛的需求层次理论强调,每个人都希望得到他人的尊重,希望得到周围同事尤其是上级领导的重视和信任。满足尊重需要之后,可以获得自信心和责任心,进而激发工作积极性和主观能动性。因此,住培基地激励制度的设计和激励方式的运用上,都要体现对带教师资的人格尊重。住培基地对住培师资的尊重,有以下几种表现:一是对带教师资工作和能力的认可。通过对住培师资的资格认定、安排住培师资指导住院医师临床实践来传递对带教师资工作及能力的认可。二是对带教师资的信任。通过与住培师资交流,倾听带教师资的声音,维护住培师资的利益;通过评选优秀带教师资活动,号召住培师资向先进学习,交流住培带教心得,以提高住培师资的工作能力。三是对住培师资个人思想感情和行为习惯的尊重。通过尊重每位带教师资的思想感情和行为习惯,使带教师资体会到在群体中的平等地位。四是不断提升带教师资在医院中的地位。

(三)制度化与人性化相均衡

心理学家埃德加·沙因提出"经济人""社会人""自我实现人""复杂人"和"知识人"等5种人性假设。人性假设理论告诉我们,人是复杂多变的,人与人的需求存在差异。在不同时期,人的需要和动机也存在差异。建立住培师资的激励机制,应该从实际出发,应该是权变的,针对具体问题进行具体处理。管理者要在人性化管理和制度化管理之间寻求平衡,平衡好制度与人性的权重,才能实现有效管理。住培基地要通过合理规范的制度设计,激励和约束住培师资的行为,如住培师资认证制度、住培师资培训制度、住培导师聘任制度、优秀住培带教老师评选制度、住培业绩考核制度等;但制度本身和制度实施则要体现对住培师资的人文关怀,能够自觉、持久而稳定地激励住培师资,以提高住培师资的工作绩效。

（四）公平性与差异性相结合

住培基地对带教师资的薪酬确定、绩效评估、职称晋升等，关系到个人切身利益，一定要公平公正公开。同时，在贯彻公平性原则的过程中，应关注带教师资个体之间的差异以及专业基地之间的差异，处理好公平性与差异性的关系。公平不等于平均主义，强调平均分配，使住培师资缺少竞争意识、缺乏工作热情。管理者行为的不公正，容易使激励机制运行存在着人为的不公平，容易使住培师资产生对医院制度、管理者业务能力的不信任。住培基地要建立完善的绩效考核制度和科学的收入分配制度，以及相对公平、合理、有序的竞争环境，鼓励先进、鞭策落后，使住培师资在反差对比中产生积极向上的推动力。切忌采取"一刀切"和"大锅饭"的简单举措，如给所有住培师资都加薪、带教补助被平摊、以及评优中的"抓阄法""轮庄法"等，都会导致荣誉的含金量降低，无法发挥先进典型的榜样和示范作用，最终影响激励的效果。

（五）个人激励与团队激励相结合

住培师资所取得的医疗业务量、教学成果，一方面来自于其个人的努力，另一方面来自于其他医务工作者的支持和配合。建立住培师资激励机制时，要坚持个人激励与团队激励相结合，将住培师资的劳动个体性和群体性相统一的特点纳入激励机制设计之中。现代医院，学科细分与整合并存。无论是临床医疗、科研还是教学工作，成绩都不是师资个人取得的。住培师资获得的业绩，离不开集体智慧和成员间的团结协作。住培学员的成才，离不开各专业基地的带教师资、护理人员、管理人员的共同培养。团队中的每个人都有不同的个性、技能特长、工作方式和不同的需求，只有认识到这些差异性，才能使激励机制发挥出激励个体潜力作用。建立师资激励机制时，不仅要满足个体的需求，也要关注团队的激励。如果不注重团队激励，则会导致住培师资之间的合作不够，甚至导致心理不平衡，不利于医疗、教学或科研成果的获得和医学人才的培养。团队激励分为内部激励和外部激励，外部激励通过外在的制度保障来实现，如住培基地提供良好的涵盖硬件设施、考核机制、薪酬机制、信任机制的运作环境；内部激励通过灵活的激励手段，激发人的动机，诱导人的行为，发挥内在潜力，为实现所追求目标而不断努力进取。

（六）正激励与负激励相结合

住培师资激励机制，一定是正激励与负激励的有机统一体。正激励类似于正强化，是对某些行为方式给予肯定，可以满足住培师资的部分需要；负激励类似于负强化,是对某些不符合教育目标的行为方式给予否定,可以约束和限制住培师资不良行为的产生。一般来说,住培基地带教师资的自觉性和责任意识较强,对自己的职业有着较深刻的认可,以限制错误行为,改造行为和修正行为。要发挥负激励的约束作用,使其成为正激励的有力补充。负激励通过惩罚对违背培训目标的非期望行为展开,必须坚持强制性、及时性。制度面前人人平等,任何负激励要公平地执行。

二、师资激励机制构建的探究

针对目前师资激励机制现状,依据激励机制建设理论,遵循激励机制建设原则,立足现实工作,面向未来发展,将实践经验与研究分析相融合,从政策制度制定、物质经济激励、精神荣誉激励、职业发展激励、能力及学术地位提升等方面提出若干建议。

(一)注重管理制度建设,营造尊师重教的良好氛围

制度环境是留人、用人的基础,通过完善的政策制度实现"筑巢引凤"。各培训基地要营造高度重视住培的氛围,让师资感受到其所从事工作的重要意义,让师资被认同、被重视。

1. **明确住培工作在医院整体工作中的定位** 培训基地需立足医院的功能定位和可持续发展的目标,明确住培工作在医教研工作中的角色定位,住培工作在相关职能部门的职责,住培工作在人财物等重要资源配置上的政策,住培工作自身的管理政策。这些住培工作的政策制度体系必须完善、必须明确,必须凸显医院住培工作的重要性,使全院医护人员、管理人员都知晓、都重视、都配合、都支持住培工作,使住培师资在一个被重视、被尊重的良好政策和工作环境之中,激发师资愿意干、能干好的内在意愿。

2. **构建严谨的师资队伍建设政策体系** 住培基地(医院)要树立师资队伍建设严肃性、严谨性的意识,从师资的准入、遴选、培训、评价、激励等全方位、多角度制定师资队伍管理政策体系,使管理有据可依、执行流畅规范,使整体师资队伍在有序的制度环境中发展壮大。具体的政策制度制定,可借鉴本书各章节的实践经验或研究建议,要细致有效,要有可操作性。

3. **改革管理理念和管理模式** 住培基地管理要协调好行政权力和学术权力之间的关系,明确划分行政权力、学术权力的职能范围。要充分尊重师资参与学术组织和住培工作方面的决策权力,逐步淡化和消除"官本位"的思想,通过赋予师资学术权力和带教权利以提高他们参与医院管理的积极性。改变

管理模式,行政职能部门要从以往的直接式管理向间接式管理转变,做到过程式管理与目标式管理并重。要根据师资和医院教学实际,鼓励住培师资参与医院目标、科室目标和个体目标的制定,提高他们对目标的认同感和接受度。要将各类目标层层分解成总目标、部门目标和个人执行目标,促使住培师资产生挑战工作和任务的渴望,最终实现目标。

4. 建立奖惩并举、统筹兼顾的激励制度　激励有正、反两个方面。现阶段总体以鼓励先进、提炼经验、树立榜样为主导,使师资队伍有可学习的榜样,有可参照的典型,指导发展的正确方向。同时,不能忽略惩罚的约束作用。因此,在制订物质经济、精神荣誉、个人职业发展、能力提升机会等激励措施时,均应从奖惩两方面考虑。另外,在制定激励制度时需权衡多方利益和作用关系。从医院发展角度,要统筹制定好医教研的激励制度。从教学发展角度,要统筹好个人与集体、教学与住培的激励制度。从个人需求角度,要统筹好经济、精神、职业发展、能力提升的激励制度。

(二)合理设置经济激励,充分体现住培在基地医院中的地位

物质经济激励是最基础、最直接,也是必不可少的激励方式。针对住培师资而言,在繁忙的日常临床工作状态下,真正做好教学需要更多的付出,而且是大量隐性个人时间的投入,但短时间内不可能出现有形的产出,这就更需要有形物质经济激励去认可和激发无形的付出。根据现行住培基地(医院)的单位属性和人事工资制度,各培训基地要结合当地区域经济发展水平和住培基地(医院)经济运营状态,探索适合本住培基地的经济激励制度。

1. 制定合理的薪酬制度　一般来说,影响医务人员薪酬高低的因素主要有外部因素、内部因素和个人因素。外部因素主要有劳动力和市场的供求关系、地区差别、国家的政策法规等。内部因素主要涉及所在医疗机构的性质与内容、经济效益、以及员工薪酬政策等。个人因素则包括个人的学历、学位、职称、岗位级别、工作量、工作业绩、工作年限等方面。住培师资的薪酬机制的激励强度主要取决于其所在医疗机构及师资本人。具体来说,医院可以从基于人、工作、绩效、能力等多方面综合考虑建立合理的薪酬制度。基于人的薪酬制度,是以师资个体为单位,根据住培师资本身所具有的能力作为薪酬制度的确定标准,医务人员的工资可分为工龄工资、职称工资,但是这部分差异不大。基于工作的薪酬制度,是根据医务人员的工作环境、劳动强度、责任大小等确定的,这部分薪酬会随着岗位变化而有所变化,可分为职务薪酬和岗位薪酬,职务越高,薪酬越高,等级越高,薪酬越高。基于绩效的薪酬制度,则按照师资最终完成的工作数量、工作质量和工作效果,如住培医师参加结业考核通过率等业绩来衡量,这部分可调配因素比较大。以能力为基础的薪酬制度,主要包括职能薪酬制度、能力资格制度、技能薪酬制度。因此,根据住培师资薪酬组成,住培管理要建立科学的绩效考核体系,设定岗位考核指标,确定岗位业绩评价,建立相对公平合理的薪酬制度,处理好工作的数量、质量和效果之间的平衡。

2. 把握好绩效薪酬分配的多种关系　基本工资、基础性绩效,是根据区域经济发展水平而确定的,不具备可调整性。奖励性绩效和劳务性补贴,可以根据工作数量、质量和成效进行灵活分配调整。调整中要把握好几种关系:

(1)把握好医教研三者的绩效薪酬分配关系:医疗机构中,医、教、研三者必须协调发展,特别是大学的附属医院和住培基地的医院,教育的地位不能弱化、必须加强,在绩效薪酬分配时,必须有医学教育的因素并达到一定比例,足以显示医学教育的地位。课题组调查发现,24.95%的住培师资表示从事带教的工资待遇低于临床工作。各培训基地可以探索医学教育岗,合理设置医学教育岗的薪酬,确保与医疗岗持平。

(2)把握好住培与医学教育的绩效薪酬分配关系:一般来说,住培基地也是医学院校的附属医院、教学医院,承担着大量医学教育工作,如医学院校毕业生的临床实习和研究生的临床阶段学习、继续教育等。在绩效薪酬分配时必须权衡医学教育的方方面面,不能顾此失彼,应统筹兼顾,突出重点。

(3)把握好奖励绩效与劳务补贴的关系:在目前政策制度下,绩效工资都有一定的总额控制。劳务津贴是各住培基地(医院)根据自身经济情况给予员工的一种津贴,包括出勤津贴、带教课时费、科研成果津贴等。不同的医院、同一医院的不同科室都有较大差异。院内劳务津贴不纳入绩效工资总额中,确保激发员工的额外付出。住培基地必须建立住培劳务补贴,对从事授课、课件开发、督查评估、考试考核等工作给予劳务补贴。

(4)把握好个人与集体的绩效分配关系:住培基地(医院)是一个职工多、单位部门多的单位。部门、科室绩效总量,既关系每个职工,又影响工作团队的积极性。医学教育特别是基于临床实践的住培带教,是一个团队的工作模式,不是一两个人能做好的事。因此,住培基地(医院)在绩效分配时,应以团队为主,再由科室根据带教工作数量、质量、效果进行二次分配。

(三)重视精神荣誉激励制度,充分激发师资的内在动力

住培工作推进前期,整体师资团队中,存在师资间的重视程度、认识程度、投入程度、责任心程度和带教能力等方面的差异。除了物质经济激励对此有所体现,还应从思想认识及价值观等方面入手体现先进者受表扬、后进者受鞭策。因此,根据目前住培基地实际,精神荣誉激励可以从共同的心理契约制度和评优评先制度两个方面展开。

1. 建立共同的心理契约制度,满足住培师资队伍的精神需求 心理契约是指一系列相互的心理期望,住培基地(医院)与师资的连结和相互期望构成了心理契约与认同的基本内容。心理契约的建立,关键在于充分了解住培师资队伍的认识和需求,加强与师资的沟通,充分尊重师资个体合理权利。

(1)积极探索建立心理契约的沟通方式:各住培基地(医院)要实行灵活的沟通方式,如对话式的沟通、参与制定住培基地(医院)制度、参与住培重要事宜的决策。

(2)努力达成沟通的目的:通过沟通,使住培师资对住培工作有全面认识和理解,减少甚至消除不确定性、认识不一致性,强化住培师资的认同感,真正了解住培师资的需求,使医院与住培师资都明确双方的责任和义务,使医院与师资之间建立高度的信任关系。同时,尊重师资的参与权和发言权,满足师资被尊重、被理解、被认可的精神需求。如此,住培基地(医院)就可提供被住培师资所认同、与其价值观相吻合的共同愿景,有助于住培师资站在住培基地的立场上,忠于住培基地,甘于带教奉献,以强烈的责任感从事住培带教,以饱满的工作热情开展带教,营造良好的住培带教氛围。

2. 建立评优评先制度,发挥示范引领作用 目前,大部分住培基地(医院)开展了评优评先工作,但评优评先工作在评价方式、对象范围、数量等级以及奖励上各有不同。要强化评优评先工作,体现评优评先的公平性、合理性,充分发挥示范引领作用。

(1)评优评先的评价方式:目前,师资评价制度尚未有效建立,大部分住培基地采取粗犷的推选办法。此办法简单易行,缺乏量化,容易出现"凭借主观印象""轮流坐庄"的做法。要探索基于师资胜任力过程评价结果的评优评先方式,运用师资胜任力综合评价、专项评价等方式,由师资相关方开展评价,如上级评议、管理部门、同行评议、学员评价等360度评价机制,对师资专业能力、教学能力和职业素养开展综合评价,确保师资评价的全面性和重点性。

(2)评优评先范围:教学是一项团队工作,必须将团队与个人紧密结合。因此,评优评先工作要涉及职能部门、专业基地、轮转科室等集体,个人方面应涉及管理者、专业基地负责人、教学主任、教学秘书和师资等。

（3）评选层级：不同级别的荣誉授予，赋予的含义和分量不同，个人的获得感也不同。因此，设计评优评先制度，要形成住培基地（医院）、市、省、国家等层面上下贯通，在类别设置、评选周期、评选比例上基本统一，评选周期通常为一年 1 次，评选比例一般控制在 20% 以内、不超出 30%，评选条件上要逐渐提高，高一级的优秀以低一级的优秀为基础，形成一种逐级攀越的制度，体现荣誉的神圣。

（4）专项奖励：评优评先，是好中选优，是群体中的少数。受表彰者，与其平时的更多付出、更多奉献是分不开的。建立适当的专项奖励是对其的双重肯定，使其享有更多的获得感和认可感。专项奖励类型有：对个人，授予奖牌奖状，举行一定范围的表彰，开展先进事迹宣传，给予不同数额的经济奖励，享有一定的优先权或加分权，如参加国内外进修培训机会、晋升职称等方面。对团体，绩效分配时加分。

（四）重视个人职业发展激励，推动师资队伍的可持续发展

临床医生的职业发展，一般分为职业适应、职业成长、职业成熟、职业退隐等阶段。不同发展阶段面临不同任务和需求，各住培基地（医院）需要关注不同阶段医生发展的特殊需求和主要需求，建立与医生职业生涯发展阶段相适合的激励策略。同时，职业发展要立足医师的能力评价制度，实行可持续可连贯的制度设计，使医生职业路径清晰、发展要求清晰。因此，住培师资的职业发展可从宏观的职业发展的自然阶段、职业发展能力两个方面着手。

1. 立足职业发展期需求，探索适宜的激励措施　年轻医师有可能是住培师资，但大多从事教学辅助工作。此阶段住培基地（医院）应注重关爱激励和情感激励。关爱激励，表现为医院领导从政治上帮助、工作上关心、生活上体贴年轻医师，帮助其确定自己的工作及努力方向。使年轻医师对医院产生依赖与信任，帮助年轻医师成长。

职业成长阶段的医师对新知识和技能产生强烈的需求，在临床工作中实现自我价值。此阶段的激励应以知识激励和参与激励为主。知识激励，可以通过让医师出国留学或做访问学者等途径，帮助其发展，满足医师对新知识、新技能的需求。参与激励则是让医师参与医院的管理，在参与医院管理的过程中听取批评意见，接受合理化建议，唤起主体意识。现在很多医院都将住培师资与科研申报、学术交流等挂钩，如《杭州市第一人民医院住院医师规范化培训基地师资管理办法（试行）》规定："住培师资优先享有院校、硕、博士导师资格申请；优先享受人才项目推荐、科研项目申报、科技成果评奖等；优先享有国际国内教学学术交流等权利"。

职业成熟阶段医师已形成独特的临床思维和工作风格。住培师资大多数处于职业成熟阶段,应从期望激励着手。期望激励,是指住培基地(医院)要激励医师对人生价值实现的向往。

职业退隐阶段的医师将面临退休,正准备离开专业岗位。对此阶段医师,应以价值激励为主,聘请他们参与住培督导工作。

2. 立足个人职业发展,权衡医教研地位 现行中国医师的职业能力发展主要以职称或行政职务来体现,这是医师终身的追求。利用好职称晋升制度,是推动师资队伍建设非常重要的举措。住培制度实施以来,住培基地(医院)或多或少地探索职称晋升制度。但目前最为突出的就是职称晋升制度没有起到实质性的激励作用,不能触及师资队伍的心理需求。

(1)将住培师资资格列入职称晋升"一票否决"条件:医院、医师必须是医教研的统一体,医师承担教学是天经地义的,也是必备能力。若不从事住培带教或不符合住培带教资格,在职称晋升中要实行"一票否决"。被调查的师资中,37.37%的表示住培师资资格已列入"一票否决"。

(2)职业能力评价中合理设置占比:医师的职称晋升,通常代表该医师某个阶段的职业能力水平。各住培基地(医院)主要从医疗、科研、教学、职业素养等方面,都有较为细化的评估指标,但这些要素所占的比例分值通常受医院的发展定位影响。课题组调查显示,36.31%的住培基地与教学无关,"重科研、轻教学"现象较为普遍。住培基地(医院)要立足医教研协调发展,作为大学附属医院和住培基地(医院)承载着医学教育的重要责任,应大胆探索教学与科研占比持平,体现教学与职称晋升挂钩。

(3)将行政任职与师资挂钩:住培主要由专业基地实施,专业基地负责人必须重视和掌握住培教学与管理能力。住培基地(医院)可以探索将住培师资与层级性任职挂钩,即:非住培师资不能担任住培教学秘书,将住培教学秘书作为教学主任的必备条件、教学主任作为科主任的必备条件、科主任或教学主任作为专业基地负责人的必备条件,体现住培师资的基础性、重要性和必要性。

(4)探索设置教学职称:医学院校及其附属医院,一般设置了教学职称,但大多数住培基地(医院)没有设置教学职称。据对"住培基地是否设置一定比例的教学职称"进行调查研究,91.5%认为需要设置,其中设置比例为5%以内的占18.5%、在5%~10%的占25.3%、在10%~15%的占13.6%、希望根据承担培训任务数设定比例的占 33%。因此，住培基地(医院)要大胆探索教学职称的设置，可以尝试按照 5%~10% 设置，或根据住培基地(医院)实际设定。还可以探索职称的分类管理，对临床、教学、科研等职称各有侧重，根据岗位和责任性质评判职业能力。作为研究生导师遴选时的准入标准之一，申报专业型研究生导师资格的原则上要求具有 1 年以上住培导师经历。

(5)建立师资能力提升机会优先权：住培师资首先是医师，医师作为知识型群体，是靠真才实学保百姓健康和平安的。因此，无论哪个发展阶段的医师，均非常重视个人能力提升的机会，非常期望个人能力的提升。基于住培师资胜任力，专业能力是教学能力的基础，教学能力是专业能力的转化和丰富。调查研究显示，相当一部分住培基地(医院)已经将能力提升机会与住培师资挂钩，参加继续教育、专项进修培训、参加国内外学习的机会，要优先提供给住培师资，优秀师资要拥有先于一般师资的优先权。

完善的制度、有效的培训、客观的评价、适宜的奖惩，是促进师资队伍建设、保障培训质量的重要措施。加强师资队伍的建设、培养专业知识扎实、临床技能与带教能力综合素质优良的临床教师队伍，是一项重要而长期的任务，需要坚持不懈，不断完善，不断创新，逐步实现师资队伍由"量"的增加到"质"的飞跃，为培养优秀的住院医师奠定坚实的基础。

第四节　师资激励精选案例

重视师资队伍建设，激发师资队伍的主观能动性和积极性至关重要。浙江省住培制度实施以来，各培训基地在激励机制建设、物质经济激励、精神荣誉激励、职业发展激励等方面均进行了积极探索。

一、激励机制实施主体不同

(一)以医院作为激励实施的主体

该管理方式具有高效直接的特点，由医院直接发放教学管理补贴和带教补贴。如：浙江大学医学院附属第一医院住培带教老师带教补贴，按照每月实际带教住培医师数予以发放。对于教学活动补贴，院级层面及以上的教学活动，按照实际学时数予以发放；专业基地/轮转科室教学管理补贴初始额度基于各专业基地/轮转科室工作量综合评分设定；原则上教学秘书的教学管理补贴不低于所在教学工作组教学管理补贴总额的 20%；带教补贴以季度为单位实施结算，下发到各带教师资账户；教学管理补贴以年度为单位实施结算，由医院直接发放。

（二）实行科室绩效二级管理

将住培教学工作任务考核结果与科室绩效挂钩，将住培津贴、补助的核算权利下放到科室层级，以科室为主体开展住培带教绩效的二次核算管理。如：嘉兴市第一医院、丽水人民医院、杭州师范大学附属医院、中国科学院大学宁波华美医院、杭州市第三人民医院，医院科室绩效的 5% 用于住培教学工作，依据科室住培教学工作任务考核结果进行发放。科室招收的住培医师年度考核合格率、住培医师结业考核合格率，都作为科室绩效评估依据。考核内容还包括：入科教育、小讲课、教学查房、出科考核、督查整改等实施情况。

（三）院级管理与科室二级管理相结合

台州医院，住培医师一对一带教津贴、教学秘书津贴，按月根据住培医师带教测评反馈，由科教部造表审批后由院部财务发放。脱产带教月奖，按月发放。其中，科室月奖由带教老师所在科室根据不同的脱产性质二次分配发放，教学津贴由科教部造表审批，住培质量奖，按季发放。由科教部组织季度质量评估，根据评估结果造表。各类督导，技能培训考核劳务费，小讲课、疑难病例讨论、教学查房、技能带教、出科考核等各类教学工作量，均按月发放。年度优秀带教老师，优秀专业基地，均获得一定的奖励。杭州师范大学附属医院，各专业基地教学实践活动津贴实行院、科两级考核及分配，按季度发放。带教老师享受带教津贴、小讲课费等教学实践活动津贴。每月科教部根据各专业基地有无教学事故发生（教学事故由住院医师规范化培训工作领导小组进行认定），按各专业基地当月培训的住培医师人次数，以 300 元 / 人次 / 月的标准由科教部发放到每个专业基地（科室）。再由各专业基地按照教学工作考评结果进行二级分配带教津贴、小讲课费等。

二、激励形式的刚柔性不同

大部分住培基地以带教津贴的柔性形式作为激励手段，调动师资的积极性和主动性。但部分住培基地以刚性行政手段为主，规定住培师资必须履行相应的职责和义务，落实相关限制性的规定。如：浙江大学医学院附属第一医院，将师资带教行为作为教学医院员工的义务，规定各级师资应承担具体的教学任务和数量，并与各种考评、晋升挂钩。师资评价不佳者，年终奖不得评定为 A 级;无教学工作量的主治医师,不得晋升副高,聘用副高、正高岗位必须承担教学工作,并有相应教学工作量;申请浙江大学医学院教授、副教授职称,必须承担教学工作,且年均授课时数达到相应要求;担任教学主任、秘书等教学服务工作的带教老师或承担教育相关课题。

三、激励侧重目标不同

有的住培基地以带教师资作为主要激励目标的,如:温州医科大学附属第二医院通过多元化评价体系,结合座谈等沟通反馈机制,健全教学质量考核奖励办法,对整个教学工作进行督导考评,依据考评结果测算教学激励带教补贴。医院根据住培带教老师业绩情况,发放住培带教津贴。在科室奖金分配政策上,向住培师资倾斜,参与教学工作的师资在待遇上不低于从事临床工作的医师。有的住培基地以专业基地作为主要激励目标的,将住培带教工作纳入科室目标责任考核,实施月度考核和年度考核。如:嘉兴市第一医院将月考核及年度考核纳入科室业绩考核,将科室带教老师培训合格率,住培医师执业医师考核、结业考核、首次年度考核合格率,承担院级教学任务考核,承担院级(不包含科室)理论授课、技能培训、教学查房、担任考官均纳入科室业绩考核。有的住培基地以职业发展作为主要激励目标的,如:杭州市第三人民医院规定:在《高级职称量化考核评分表》——"教学工作"中明确住院医师规范化培训工作加分最高 3.5 分。中国科学院大学宁波华美医院,专门设置教学岗位,包括教学秘书和教学主任。温州医科大学附属第二医院,在职业发展方面整体设计,从基于人、基于工作、基于绩效、基于能力等多方面综合考虑住培师资的津贴。将住培带教情况列入医院职称评聘条件之一。在聘任教师职务和晋升专业技术职务时医院对优秀师资予以倾斜。住培导师资格作为晋升职称、研究生导师遴选的准入标准之一,临床医学专业晋升副高职、申报研究生导师资格均原则上要求 1 年以上住培导师经历。申请住培导师原则上要有 1 年以上住培带教经历。给师资更多外出学习、培训以及出国交流的机会,优先推荐学术团队的任职。将师资在住院医师规范化培训方面进行的科研项目与论文成果与专业成果同等对待,在行业机构乃至政府层面对优秀的师资进行力表彰与宣传,树立典型与榜样,用示范的力量调动师资积极性。

经过各家基地的努力,形成各具特色的师资激励方案,取得了良好的效果,具有一定的借鉴性和可操作性。

● 案例一　浙江大学医学院附属第一医院师资激励方案

物质经济激励	教学绩效	1. 住培带教评分为科室教学评价的一部分,后者与科室季度奖、年终奖及个人年终考评直接挂钩,师资评价不佳者,年终奖不得评定为 A 级 2. 专业基地 / 轮转科室年度考评排名与科主任目标责任考核挂钩
	带教补贴	1. 住院医师带教老师带教补贴按照每月实际带教学员数予以发放 2. 教学活动补贴中,院级层面及以上的教学活动,按照实际学时数予以发放 3. 专业基地 / 轮转科室医学教育工作组教学管理补贴初始额度基于各专业基地 / 轮转科室工作量综合评分设定 4. 原则上教学工作组秘书的教学管理补贴不低于所在教学工作组教学管理补贴总额的 20% **发放周期及方式:** 1. 带教补贴以季度为单位实施结算,下发到各带教老师账户 2. 教学管理补贴以年度为单位实施结算,由医院直接发放
荣誉精神激励	评先评优	**评选条件:** 由住院医师推荐 1~5 个优秀带教专业基地及个人,基于教学工作数据统计及年度综合考评结果,对被提名的优秀带教科室及师资予以排名后评定 **具体分类:** 1. 每年评出优秀带教科室、优秀带教老师、优秀教学主任及秘书等,授予物质与精神奖励,并于年度教学大会上予以表彰 2. 增加院级先进、校级先进、服务标兵等教学部分名额,用于奖励对教学具有突出贡献的人员
职业发展	职称晋升	1. 师资竞赛内科片和外科片各前三名,且临床带教满意度超过 85% 者晋升优先 2. 无教学工作量的主治医师,不得晋升副高
	岗位聘用	1. 聘用副高、正高岗位必须承担教学工作,并有相应教学工作量 2. 申请浙大医学院教授、副教授职称,必须承担教学工作,且年均授课时数达到相应要求;承担教学教育改革研究工作
	行政任职	1. 教学工作积极、教学成绩优秀的师资,可优先作为教学主任候选人 2. 教学成绩优秀的师资,经教学部推荐,院级及以上聘岗(如医学院、省厅挂职、聘岗等)优先
	人才培养	1. 优秀的带教老师、教学管理人员可优先参加国内外教学相关培训 2. 优秀的带教老师、教学管理人员可优先推荐成为国内外评奖评优人选 3. 优秀的带教老师、教学管理人员可优先推荐成为学会、协会成员或担任相应职务

● 案例二 杭州市第三人民医院师资激励方案

物质经济激励	教学绩效	1. 医院将住培带教工作与科室绩效挂钩 住培评分(3分,全科为4分)在科教综合目标科室绩效分中占比(9~14分)23%~30% (1)学科招录的住培医师结业考核合格率必须大于97%(1分) (2)组织科室每位住培带教老师参加院级或专业基地师资培训不少于2次 (3)年度考核合格率大于98%(0.5分) (4)院级住培督导反馈整改(含教学活动、台账、出科考核等)(1分) (5)全科医学科建设符合国家要求(1分),仅限全科 2. 医院综合目标相关内容(6分) (1)至少召开2次领导小组会议,定期召开日常办公会议,"一把手"推动工作并落实有效管理举措得0.5分,有制度无落实扣0.5分 (2)按国家规定配备专职住培管理人员,完善各专业基地教学主任和教学秘书,明确岗位职责并有效执行得0.5分 (3)落实带教师资测评和奖惩机制、开展院级培训质量督查和整改反馈机制,并与个人绩效考评及专业技术职务晋升挂钩,结业考核和年度考核结果与专业基地(科室)绩效挂钩得1分;一项未建立扣0.5分;有制度未执行扣0.5分 (4)基地招录的所有住培医师结业考试合格率大于97%得1分,每下降2%扣0.5分,扣完为止;完善全科设置,符合国家评估标准得1分 (5)建立临床技能培训项目导师制及奖惩机制并有效实施得1分 (6)开展各专业基地间两次及以上师资培训、教学查房、带教老师经验交流等活动和优秀带教老师评选得1分 (7)住培经费独立建账,使用规范;因未按要求到位经费引起住院住培医生上访或引发网络负面舆情的不良事件者,视情节扣1~5分
	带教补贴	1. 由科教科根据带教老师工作考评,按每个学员200元/月发放至轮转科室,科室根据实际承担的工作量进行二次分配 2. 目前带教补贴纳入个人绩效总额 3. 一般是每季度发放一次。财务科根据科室上报的二次分配方案直接打入带教老师银行卡 4. 院级讲课、技能培训按课时发放讲课费。院级讲课100~200元/次不等,技能培训半天400元
	其他	1. 发放基地教学主任、教学秘书津贴,教学主任600元/月,教学秘书300元/月,亚专科秘书150元/月,按季度发放 2. 基地负责人、科主任奖励 年底按工作量、贡献等一次性奖励500~2000元不等

荣誉精神激励	评先评优	1. 每年评选优秀带教老师,在年度住培工作会议上予以表彰,并在院内网公布优秀带教老师名录 2. 优秀奖项分类 优秀带教老师,优秀专业基地 3. 特别的专项奖励,由科教科提出申请,交院领导小组讨论决定
职业发展	职称晋升	1. 在本院《专业技术职务评聘实施意见(试行)》方案第十条"有关说明"的第(七)点中特别说明:在取得高级职称资格的准入条件下,承担住院医师住培工作及业绩作为同等条件下优先考虑的评价指标之一 2. 在"高级职称量化考核评分表"的"教学工作"指标中明确住院医师规范化培训工作加分最高 3.5 分
	岗位聘用	在《杭州市第三人民医院关于印发专业技术岗位聘任办法的通知》及每年专业技术人员岗位晋级聘用会议讨论中,对承担住培工作及业绩作为同等条件下优先考虑聘用的评价指标之一
	行政任职	有教学岗位设置。行政职务聘任条件中暂无住培教学要求和优秀推荐的条款
	人才培养	1. 住培师资优先享有院校硕士、博士研究生导师资格申请;优先享受人才项目推荐,科研项目申报,科技成果评奖等;优先享有国际国内教学学术交流等权利 2. 师资培训全年不限次数 3. 要求各专业基地按年上报中年青师资培训计划,由科教科监督执行
其他方式		院级师资的考核与专业基地考核挂钩,结果直接影响先进集体的评选

● 案例三 杭州师范大学附属医院师资激励方案

物质经济激励	教学绩效	医院将住培教学工作任务考核结果与科室绩效挂钩。科室绩效的 5% 用于住培教学工作,依据科室住培教学工作任务考核结果进行发放 考核内容包括:入科教育、小讲课、教学查房、出科考核、督查整改情况。科教部按月上报考核结果
	带教补贴	各专业基地教学实践活动津贴实行院、科两级考核及分配,按季度发放。带教老师享受带教津贴、小讲课费等教学实践活动津贴。每月科教部根据各专业基地有无教学事故发生(教学事故由住培工作领导小组进行认定),按各专业基地当月培训的住培学员人次数,以每人次 300 元 / 月的标准由科教部发放到每个专业基地(科室)。再由各专业基地按照各基地自己的教学工作考评结果进行二级分配带教津贴、小讲课费等。各专业基地自行制订的以上基地二级考核分配方案,需上报科教部进行备案

物质经济激励	其他	1. 医院住院医师规范化培训工作领导小组和专家委员会,每年对基地和各专业基地进行年度考核,考核合格,发放基地和各专业基地考核合格津贴 2000 元 / 基地 2. 基地主任、教学主任、教学秘书的教学管理津贴半年发一次,200 元 / 月
荣誉精神激励	评先评优	医院每半年评选一次优秀带教老师和优秀带教科室各 3 名,优秀带教老师 300 元 / 人,优秀带教科室 2000 元 / 科室,在教学会议上给予表彰,并在医院内部网上公示
职业发展	职称晋升	参加教学活动占 25 分(百分制)
	岗位聘用	1. 住培基地内的医师承担教学秘书或班主任至少 1 年,作为晋升高级职称的必备条件之一 2. 不执行学校和医院指令性教学任务者,晋升时"一票否决" 3. 取消带教老师资格者,当年年度考核取消评优资格,职称晋升推迟 1 年推荐 4. 发表住培相关教学论文、优秀带教老师、参加省级及以上师资培训,优先推荐晋升

● 案例四　中国科学院大学宁波华美医院师资激励方案

物质经济激励	教学绩效	每月科室绩效奖金的 5% 作为科室教学绩效,由科室根据教学情况进行分配
	带教补贴	教学绩效从科室绩效奖金中进行分配,按月发放各类教学津贴、带教费、课时费等教学补贴,则另外划拨经费,每月核算,按季度发放,未纳入绩效总额 分配方式:院部直接发放
	其他	评优评先给予一定的奖金
荣誉精神激励	评先评优	根据评选办法,定期评选优秀带教老师、教学秘书和带教科室,定期评选住培工作先进个人和先进集体 每年召开教师节表彰大会进行上述奖项表彰,并发布荣耀榜
职业发展	职称晋升	副高及以上职称考试报名必备条件: (1) 须为医院发文认定的带教老师 (2) 参加过省级及以上住培师资培训 (3) 累计各层次授课至少达到 20 个学时;或担任教学主任、教学秘书等专职培训教学管理人员累计满 2 年;或获得院级及以上教学住培相关的各类奖励及荣誉者

续表

职业发展	岗位聘用	(1) 取得高校教师资格证书,并通过院级教学查房考核,无教学查房科室以小讲课考核形式代替执行 (2) 任现职期间,累计各层次授课平均每年达到 20 课时以上 (3) 任现职期间担任教学主任或教学秘书等专职培训教学管理人员连续满 2 年以上 (4) 任现职期间获得宁波大学校级或省市级以上教学住培相关的各类奖励及荣誉者 (5) 任现职期间以第一或通讯作者在国内一级期刊(浙江省高级专业技术资格医学卫生刊物名录)、宁波大学主要学术期刊目录发表住培或教学相关期刊论文 (6) 在国内出版社(宁波大学主要学术期刊和出版社目录)主编出版且字数不低于 20 万字的住培或教学相关著作 副高人员聘用须满足上述 6 条中的 4 条;正高人员聘用须满足上述 6 条中的 5 条
	行政任职	设置专职教学岗位,包括教学秘书和教学主任。教学主任原则上从教学秘书中遴选,且担任住培带教老师须满 3 年;科主任候选人须有 5 年以上教学秘书或 3 年以上教学主任工作经历,担任专业基地教学主任者优先考虑
	人才培养	住培相关的短期进修与培训,相关费用全部由医院承担。住培工作积极,教学贡献突出的师资优先考虑选派到海外进行培训进修 医院设立青苗基金,用于青年教学人才培养支持

● 案例五　嘉兴市第一医院师资激励方案

物质经济激励	教学绩效	住培带教工作纳入科室目标责任考核,有月度考核和年度考核 1. 月度考核　科教总分 100 分,权重 5%,住培带教 70 分 2. 科室目标责任年度考核 (1) 科室住培师资培训合格率:当年新参加省级及以上骨干师资培训并获得证书,计 2 分 / 证 (2) 住培医师执业医师考核、结业考核、年度考核(市卫计委组织)合格率:若所带教住培医师市级以上考核(指上述三大考核,下同)不合格,扣所在基地主任、教学主任、基地秘书的教学补助;内科、外科和全科与已轮转科室考核分挂钩,每个科室扣 0.2 分 / 人,其他科室扣 0.5 分 / 次;年度考核有补考的,扣分办法同上;所带教住培医师市级以上考核均合格(合格率 100%)加 2 分 (3) 承担院级教学任务考核:承担院级(不包含科室)理论授课、技能培

物质 经济 激励	教学 绩效	训、教学查房、考官工作，每科基数为5次，<5次扣0.5分/次，≥5次加0.5分/次 （4）住培医师、带教老师参加院级及以上竞赛获奖或获得市级及以上奖励：一等奖2分/人次，二等奖1分/人次，三等奖0.5分/人次 （5）发表住培有关论文、承担住培相关继教、科研酌情加分 （6）当年被评为国家级优秀带教老师加8分；省级优秀带教老师加5分；市级优秀带教老师加3分；院级优秀带教老师加1分 （7）在住培管理有创新举措，取得良好成效；或在国家、省级基地评估检查时取得优异成绩、予以表扬的；酌情加1~3分
	带教 补贴	1. 教学补贴每月发放，不纳入个人绩效 2. 每月住培办对带教师资考核后发放带教补贴。考核内容包括医德医风、专业能力、教学任务完成情况，结合带教学员人数 3. 带教老师补贴　每月300元/学员，带教2名住培医师发放400元 兼职教学管理岗位补贴：（身兼数职者取最高值，不重复累计发放）科室教学秘书补贴每月补贴300元，专业基地秘书补贴每月补贴500元，专业基地主任、教学主任、院级督导每月补贴500元 4. 教学活动补贴　全院性、专业基地教学活动每次150元，轮转科室50元。技能操作培训、考核150元
荣誉 精神 激励	评先 评优	每年对住培教学工作优秀个人和集体进行评选、表彰 个人有：优秀带教老师、优秀秘书、优秀授课老师 集体有：轮转科室、专业基地 奖励幅度院级先进工作者、先进科室。2017年优秀个人奖金500元，优秀集体奖金2000元。 每年在院年终表彰大会上表彰，红榜展示体现荣誉
职业 发展	职称 晋升 岗位 聘用	根据嘉兴市第一医院《嘉兴市第一医院专业技术职务聘任的有关规定》（〔2016〕80号），报考或评聘副主任（中）医师、主任（中）医师专业技术职务者，必须完成医院指派的住院医师规范化培训带教任务，且带教考核为合格及以上等次，如上一年度带教考核不合格者，则推迟一年报考或评聘高级专业技术职务
	人才 培养	1. 师资每年有院级培训，要求参加省级及以上师资培训，并且推选参加专业基地教学骨干培训班。全科师资参加骨干师资培训班，还联系邵逸夫进行以教学为主的短期进修 2. 优秀师资推荐至英国、中国香港等国家和地区培训

● 案例六 台州医院师资激励方案

物质经济激励	教学绩效	1. 脱产带教人事安排及待遇 （1）脱产带教老师优先评选年度优秀住院医师带教老师 （2）带教过程中的表现，住培医师对带教老师的评价作为带教老师晋升、年度考核等的重要参考指标 （3）科教部长年不定期组织对脱产带教老师／培训科室的教学工作检查，检查成绩作为科室年终教学考核的指标之一 （4）脱产带教期间的工资和医院质量奖按照临床科室待遇发放，月奖由医院发放，分为基本奖和质量奖两项，其中质量奖由科教部根据月脱产带教任务完成情况评估获得 2. 带教老师的质量评价标准 （1）科教部根据带教老师承担的教学工作量、教学完成质量，每年对带教老师统一组织考评 （2）获得优秀、良好、合格评价的带教老师继续保留资格，获得不合格评价的带教老师，取消其带教资格，并在 1 年内不得再申请带教老师资格
	带教补贴	1. 学员一对一带教津贴、教学秘书津贴是按月根据学员带教测评反馈，由科教部造表审批后由院部财务发放 2. 脱产带教月奖部分按月发放。其中科室月奖部分由带教老师所在科室根据不同的脱产性质二次分配发放；教学津贴由科教部造表审批后由院部财务发放 3. 住培质量奖按季发放。由科教部组织季度质量评估，根据评估结果造表审批后由院部财务发放 4. 各类督导、技能培训考核劳务费按月由科教部造表审批后由院部财务发放 5. 小讲课、疑难病例讨论、教学查房、技能带教、出科考核等各类教学工作量，是按月由科教部统计造表审批后由院部财务发放 6. 年度评优，年度优秀带教老师，优秀专科基地。由科教部造表审批后由院部财务发放
荣誉精神激励	评先评优	年度优秀专科基地：由科教部根据《台州恩泽医疗中心（集团）合格住院医师规培专科建设标准》，分块组织系列检查评估，并汇总各项成绩。评估总分 100 分，≥80 分为合格，90 分以上为有资格参与优秀评选，共推选出 7 个专科基地 1. 年度优秀带教老师　2017 年度共推选出 25 名优秀带教老师 2. 年度优秀学员　2017 年学员综合成绩及带教老师投票，26 名优秀学员 3. 教学绩效优秀科室　根据专科基地建设、教学荣誉等确定教学积分，分三档

荣誉 精神 激励	评先 评优	4. 教学绩效优秀个人 根据参与教学业绩确定个人积分 5. 实行教学积分管理 ①设立专项奖励,根据各科室、个人的教学绩效情况,每年定期择优表彰先进科室和先进个人;②对于绩效排名靠后 15% 的科室和个人予以提醒,并予以黄牌警告;连续黄牌 2 次者,取消年度各类评优和带教资格
职业 发展	职称 晋升	1. 总分 100 分制,带教工作 15 分(其中教师资质 5 分,带教成果 5 分,教学工作量 5 分) 2. 否决性指标:专科基地医生晋升当年未获得或因教学成绩不合格被注销住培带教老师资格 3. "住院医师规范化培训带教老师准入证"是专科基地医师晋升副高和高级职称的的必备条件,无"住院医师规范化培训带教老师准入证"的专科基地医师不得晋升
	行政 任职	有教学岗位设置。推荐并任命优秀带教师资到行政岗位担任副主任、主任助理分管住培等各类教学工作
	人才 培养	1. 积极选送优秀骨干师资参加省级 / 国家级师资培训班 2. 选送优秀师资赴国外学习交流,如意大利、瑞典、英国等 3. 设立住院医师规范化培训科研专项基金

● 案例七 丽水市人民医院师资激励方案

物质 经济 激励	教学 绩效	1. 科室教学绩效 科室奖励性月度绩效(奖金),医院按一定比例提取各科室奖金为教学绩效,并实行二次分配 2. 科室季度综合目标绩效考核 科室季度综合目标绩效考核分数为 100 分,其中培训占一定比例,培训质量与科室奖金直接挂钩,年度进行综合排名并公示。培训综合目标的标准包括住培医师病种、技能或手术完成率、病历数量与质量、出科考核合格率、住培医师对科室与师资评价、年度考核与结业考核平均成绩等 3. 科主任年度综合目标绩效考核 科主任年度综合目标绩效考核分数为 100 分,其中住培占一定比例,其考核成绩与年度奖励性绩效、次年季度教学绩效挂钩,并与科室学科建设挂钩 4. 院长与分管院长综合目标绩效 培训占综合目标绩效考核一定比例,其考核成绩与年度、季度绩效挂钩
物质 经济 激励	带教 补贴	1. 分院、科二级补贴方式,未纳入个人绩效总额 2. 按月度、季度、年度分别发放 3. 科室教学活动补贴 院部制定小讲课、教学查房、病例分析、出科考

续表

物质经济激励	带教补贴	核、病史讲评的每次教学补贴标准,按教育培训综合目标考评成绩和职能部门督导考核成绩发放,各科室按照各住培师资实际完成教学工作量与教学质量情况实行二次分配 4. 住培师资的住院医师带教补贴 院部制定每位住培医师每月带教补贴发放标准,按住培医师出科理论考试、出科临床技能考核、住培医师对带教老师评价成绩的不同权重系数发放 5. 教学主任与副主任教学管理补贴 院部制定专业基地负责人、教学主任与副主任、教学秘书的教学管理补贴标准,按考核结果发放
荣誉精神激励	评先评优	1. 每年进行示范学科基地、优秀带教老师评选,并给予一定的物质奖励 2. 医院设有专项奖励。每年度举办师资理论授课、英语授课、PPT、教学视频等大赛,并给予一定的物质奖励 3. 召开表彰大会、发布光荣榜等。每年举行示范学科基地、优秀带教老师、优秀住院医师、专项奖励等评选,并召开表彰大会和在全院职工大会上宣读表彰文件
职业发展	职称晋升	1. 职称晋升分类 临床型、教学型、科研型 2. 教学任职加分,教学主任与副主任、教学秘书给予一定的加分 3. 晋升前教学任职要求 晋升前必须经过教学秘书、质控员等任职要求 4. 具体分值、占总分的比例 (1) 临床型/科研型:总分200分,教学与科研各30分,教学占总分15% (2) 教学型:总分200分,教学100分,教学占总分50%
	岗位聘用	具体举措:见职称聘任相关条款。每年按不同类别职称晋升要求,必须完成相关教学学分数量,否则不得聘任
	行政任职	1. 担任住培师资3年以上,方可担任教学秘书 2. 担任教学秘书3年以上,方可担任教学主任 3. 担任教学秘书、教学主任可作为后备干部,党支部书记、中层干部、科主任优先推荐条件
	人才培养	1. 进修学习有限待遇。进修期间,工资待遇不变,月度绩效为医院行政奖金,给予住宿与交通补助 2. 住培教学相关进修及短期培训,师资培训等 (1) 住培教学相关进修:同进修学习待遇 (2) 短期培训与师资培训,工资、奖金不变,给予一定标准的住宿、交通报销,每天给予出差补助 3. 医院人才培养,"151""138"、名医等由医院给予不同的奖励

职业 发展	人才 培养	4. 青年住培师资培养计划　医院制订青年住培师资培养五年规划与年度计划,通过示范、演示、培训班、工作坊、同伴互助、案例分享、标准样板房等方式进行培训,培训的内容包括教育心理学、医学教育理论、住培相关政策、教学方法与策略、教学经验分享、教学拓展等,并有明确的准入标准与每年评估的要求,要求住培师资岗前培训后进行考核,要求每年完更新课程 12 学时以上,年度进行综合评估

● 案例八　温州医科大学附属第二医院师资激励方案

物质 经济 激励	教学 绩效	1. 对住培带教老师及住培导师的劳动付出,发放一定的补助作为激励 2. 通过多元化评价体系,结合座谈等沟通反馈机制,健全教学质量考核奖励办法,对整个教学工作进行督导考评,依据考评结果测算教学激励带教补贴 3. 医院从基于人、基于工作、基于绩效、基于能力等多方面综合考虑住培带教老师的津贴。基于人的薪酬制度是以带教老师个体为单位,薪酬制度的确定标准是根据住培师资本身所具有的能力。基于绩效的薪酬制度强调按照带教老师最终完成工作量的多少、学员参加结业考核通过率等的业绩来衡量。医院根据住培带教老师业绩情况发放住培带教津贴 4. 住培教学工作划入科主任年终考评目标 5. 在科室奖金分配政策上向住培师资倾斜,参与教学工作的师资在待遇上不低于从事临床工作的医师
	带教 补贴	带教补贴按照年度核算发放,科室进行二次分配。部分科室将住培带教划入科室奖金分配考评条件
荣誉 精神 激励	评先 评优	1. 每年开展年度优秀带教老师、优秀住培导师评选工作 2. 对获得荣誉的师资予以表彰与奖励。对优秀带教老师及优秀住培导师在参加国内、国外进修、培训、晋升职称方面在政策上予以倾斜 3. 对优秀带教老师、优秀导师的所在科室,在年度院科两级评审进行加分奖励、表彰,发放一定的劳动报酬
职业 发展	职称 晋升	1. 将住院医师规范化培训带教情况,列入医院职称评聘条件之一。在聘任教师职务和晋升专业技术职务时,医院对优秀带教老师予以倾斜 2. 申请住培导师原则上要有 1 年以上住培带教经历。住培导师资格作为晋升职称、研究生导师遴选的准入标准之一,临床医学专业晋升副高职、申报研究生导师资格均原则上要求 1 年以上住培导师经历

续表

职业 发展	人才 培养 及 学会 协会 任职	1. 给师资更多外出学习、培训以及出国交流的机会 2. 优先推荐学术团队的任职 3. 将师资在住院医师规范化培训方面进行的科研项目与论文成果等，与专业成果同等对待 4. 在行业机构乃至政府层面，对优秀师资进行大力宣传与表彰，树立典型与榜样，用示范的力量调动师资积极性

参考文献

［1］ Accreditation Council for Graduate Medical Education(ACGME). Frequently asked questions: milestones. [2019-01-20]. http://www.acgme.org/Portals/0/MilestonesFAQ. pdf?ver=2015-11-06-115640-040.

［2］ American Heart Association(AHA). Heartsaver courses. [2019-01-28]. http://cpr.heart. org/AHAECC/CPRAndECC/Training/HeartsaverCourses/UCM_473174_Heartsaver-Courses. jsp.

［3］ BLIGH J. Faculty development. Med Educ, 2005, 39: 120-121.

［4］ BRUNER J S. The process of education. Cambridge, MA: Harvard University Press; 1960.

［5］ CHETTY R, FRIEDMAN J N, ROCKOFF J E. The long-term impacts of teachers: teacher value-added and student outcomes in adulthood. Nat Bureau Econom Res, 2011, 20(6): 77.

［6］ ENDE J. Theory and practice of teaching medicine_ACP. Teaching Medicine Series(Chinese Version), 2012: 21, 68-85.

［7］ Evaluating teaching through peer classroom observation. [2019-01-20]. http://www.usu.edu/ teachingacademy/abou/.

［8］ GÖRLITZ A, EBERT T, BAUER D, et al. Core competencies for medical teachers (KLM): a position paper of the GMA Committee on Personal and Organizational Development in Teaching. GMS Z Med Ausbild, 2015, 32(2): Doc23.

［9］ HARDEN R M, CROSBY J. AMEE Guide No.20: the good teacher is more than a lecturer_the twelve role of the teacher. Med Teach, 2000, 22: 334-347.

［10］ Harris D N. Teacher value-added: don't end the search before it starts. J Policy Anal Manag, 2009, 28(4): 693-699.

［11］ HENEMAN H G, MILANOWSKI A T. Alignment of human resource prac-tices and teacher performance competenc. Peabody J Educ, 2004, 79(4): 108-125.

［12］ HOLLY J H. 医学院的导师制 Mentorship in Academic Medicine. 曾学军,黄晓明,译. 北京:中国协和医科大学出版社,2014.

◎ 参考文献

[13] KABILAN M K. Online professional development: a literature analysis of teacher competency. J Comput Teach Educat, 2004, 21 (2): 51-57.

[14] KIKUKAWA M, NABETA H, ONO M, et al. The characteristics of a good clinical teacher as perceived by resident physicians in Japan: a qualitative study. BMC Med Educ, 2013, 13: 100.

[15] LACASSE M, RATNAPALAN S. Teaching-skills training programs for family medicine residents: systematic review of formats, content, and effects of existing programs. Can Fam Physician, 2009, 55 (9): 902-903.

[16] LI A T, LIN J W. Constructing core competency indicators for clinical teachers in Taiwan: a qualitative analysis and an analytic hierarchy process. BMC Med Educ, 2014, 14: 75.

[17] Milestones guidebook for residents and fellows. http://www.acgme.org/Portals/0/PDFs/Milestones/MilestonesGuidebookforResidentsFellows.pdf?ver=2017-06-29-090859-1074.

[18] MINCER J. Schooling, experience and earnings. New York: Columbia University Press, 1974.

[19] National Institute for Excellence in Teaching. A teacher evaluation system that works. (2010-08-13) [2018-12-01]. http://www.tapsystem.org/publica-tions/wp_eval.pdf.

[20] PATOCKA C, MEYERS C, DELANEY J S. Residents-as-teachers: a survey of Canadian specialty programs. CJEM, 2011, 13 (5): 319-324.

[21] PRASAD V, VANDROSS A, TOOMEY C, et al. A decade of reversal: an analysis of 146 contradicted medical practices. Mayo Clin Proc, 2013, 88 (8): 790-798.

[22] Professional Association of Diver Instructor (PADI). PADI 继续教育进阶图. http://sp.padi.com.cn/scuba/padi-courses/diver-courses/view-all-padi-courses.aspx.

[23] Queen's University School of Medicine. CanMEDS Roles. (2015-12-30) [2019-01-28]. https://meds.queensu.ca/academics/postgraduate/canmeds

[24] RUBIN D B, STUART E A, ZANUTTO E L. A potential outcomes view of value -addedassessment in education. J Educ Behav Stat, 2004, 29 (1): 103-116.

[25] Shimei H, Meifeng L A Review on the Role Research in the ASTD Competency Models. Educ Res, 2014, (1): 42-49.

[26] SHULMAN L S. Knowledge and teaching: foundations of the new reform. Harv Educ Rev, 1987, 57: 1-22.

[27] SMITH K L, PETERSEN D J, SORIANO R, et al. Training Tomorrow's Teachers Today: a national medical student teaching and leadership retreat. Med Teach, 2007, 29 (4): 328-334.

［28］SRINIVASAN M,LI S T,MEYERS F J,et al. "Teaching as a Competency":competencies for medical educators. Acad Med,2011,86(10):1211-1220.

［29］STEINERT Y,MANN K,ANDERSON B,et al. A systematic review of faculty development initiatives designed to enhance teaching effectiveness:a 10-year update:BEME Guide No. 40. Med Teach,2016,38(8):769-786.

［30］STEINERT Y,MANN K,CENTENO A,et al. A systematic review of faculty development initiatives designed to enhance teaching effectiveness:BEME Guide No. 8. Med Teach, 2006,28(6):497-526.

［31］STULL M J,DUVIVIER R J,WILEY E. Lecture halls without lectures. N Engl J Med,2012, 367(7):677;author reply 678-679.

［32］STULL M J,DUVIVIER R J. Teaching physicians to teach:the under-appreciated path to improving patient outcomes. Acad Med,2017,92(4):432-433.

［33］University College London Medical School. Standards for clinical teacher at UCL Medical School.(2016-02-28)［2019-01-28］. https://www.ucl.ac.uk/medical-school/sites/medical-school/files/standards-for-clinical-teachers-2016.pdf.

［34］WEBER R A. The Perfect Preceptor. J Craniofac Surg,2015,26(8):2257-2260.

［35］WIESE J. 美国医师协会医学教学系列:医院教学. 曾学军,译. 北京:中国协和医科大学出版社,2012.

［36］WILKERSON L,IRBY D M. Strategies for improving teaching practices:a comprehensive approach to faculty development. Acad Med,1998,73(4):387-396.

［37］WILLIAMS B W,BYRNE P D,WELINDT D,et al. Miller's pyramid and core competency assessment:a study in relationship construct validity. J Contin Educ Health Prof,2016,36 (4):295-299.

［38］白雪,曲波. 形成性评价在翻转课堂中的应用. 中华医学教育探索杂志,2014,18(9): 866-869.

［39］鲍广德. 北京市高校经济管理类教师胜任力模型研究. 北京:首都经济贸易大学, 2009.

［40］曹秀娟. 高校教学岗教师能力素质模型与评价方法研究. 青岛:山东科技大学,2006.

［41］曾学军,黄晓明. 临床教学方法. 北京:中国协和医科大学出版社,2015.

［42］常舒雅,姚华,秦洁,等. 住院医师规范化培训基地建设的现况与分析. 中国医院管理, 2016,36(2):61-63.

［43］陈立今,谢贤宇,金炎,等. 临床师资胜任力评价模型研究. 上海交通大学学报,2014,

◎ 参考文献

34(6):907.

[44] 陈琳.医院职称评审中实行量化标准的探索.医院管理论坛,2009,(6):50-52.

[45] 陈玉琨.教育评价学.5版.北京:人民教育出版社,2003,8.

[46] 陈珍.基于人才队伍建设的高校教师职称量化评价体系研究:以重庆某大学为例.重庆:重庆医科大学,2010.

[47] 程国方.高校人力资源开发与管理的创新.教育与职业,2012,(5):32-33.

[48] 崔沙沙,储静.国内外临床护理带教老师岗位胜任力及准入标准的比较探索.解放军护理杂志,2016,33(2):60-62,64.

[49] 丁志明,徐向荣,徐键.我院职称晋升实行评分制的实践体会.中华医院管理杂志,2011,27(3):218-220.

[50] 刚君.住院医师规范化培训师资队伍建设的现状与展望.中国现代医生,2016,54(21):148-151.

[51] 高鹏,王君,顾泽龙,等.北京市住院医师规范化培训指导医师队伍横断面调查.中国医院,2015,19(08):34-36.

[52] 韩世梅,刘美凤.ASTD胜任力模型的角色研究评述.开放教育研究,2014,(1):42-49.

[53] 韩蔚.360度绩效反馈法在护士长考评中的效用分析.中华护理杂志,2005,40(10):727-729.

[54] 韩魏,俞方,刘有恃.美国UCLA医学院教授聘任晋升中教学工作要求浅析.中国高等医学教育,2014,(5):1-2.

[55] 何齐宗,熊思鹏.高校教师教学胜任力模型构建研究.高等教育研究,2015,36(7):60-67.

[56] 黄松青.高校教师岗前培训存在的问题及优化策略.集美大学学报(教育科学版),2010,11(4):17-20.

[57] 解瑞红,周春燕.美国师资绩效评价中的问题及启示.教育管理,2008,2(6):66-69.

[58] 靳彤.学科教学胜任模型的理论建构.湖南社会科学,2012,(5):202-206.

[59] 尤东琴,岳树锦.国内外医学翻转课堂教学评价指标的比较分析.全科护理,2016,14(19):1959-1961.

[60] 孔祥发.发展性师资评价研究.哈尔滨:黑龙江教育出版社,2012:245.

[61] 李娟.医学类师资岗位胜任力模型的构建研究.赣南医学院学报,2016,36(5):678.

[62] 李长华.美国师资绩效评价.国家教育行政学院学报,2007,5:91-95.

[63] 梁茜.基于胜任力的高等医学院校临床医学师资测评与引进.中国高等医学教育,2013,14(7):7.

［64］梁志聪,王冬,曾志嵘,等.高校教务管理人员岗位胜任力模型的理论建构.西北医学教育,2009,17(2):357-359.

［65］林大静.师资考核评价体系构建探析.西北医学教育,2009,17(3):510-512.

［66］刘彩霞.我国师资聘任制研究.上海:华东师范大学,2003.

［67］刘涛.高等医学院校教师教学质量评价体系研究与实践.西安:中国人民解放军第四军医大学,2003.

［68］刘蔚,卢建华.妇产科住院医师规范化培训师资队伍建设的现状与对策,江苏卫生事业管理,2017,28(4):76.

［69］刘雪莲.住院医师规范化培训师资情况研究综述.继续医学教育,2015,(1):55-56.

［70］刘瑶,张向杰,周敬,等.上海市全科医生规范化培训社区教学基地师资准入标准自评问卷调查.中华全科医师杂志,2015,14(7):521-526.

［71］鲁武霞.高校教师激励机制创新研究:以高校教师的需求为视角.教育理论与实践,2011,31(9):50-52.

［72］马慧凝,梁玉清,杨俊,等.以学员为中心的住院医师规范化培训师资队伍建设研究.中国卫生产业,2017,14(14):88-89.

［73］庞鹤峰.国外师资绩效评价对比研究.中国师资研究,2008,4:24-26.

［74］商磊,王金涛.美国高校教师激励制度给我们提供怎样的借鉴与反思?基于中美两国比较的视野.北京科技大学学报(社会科学版),2010,26(3):45-50.

［75］石云龙.我国高校师资激励机制研究.继续教育,2013,(11):56-57.

［76］寿涓,刘瑶,张向杰,等.全科医师规范化培训社区教学基地师资准入标准的研究.中华全科医师杂志,2014,13(8):634-638.

［77］四川大学医学教育研究与发展中心,全国高等医学院教育学会.全球医学教育最低基本要求.北京:高等教育出版社,2003.

［78］孙宁霞,章青,李文.基于胜任力的临床医学教师评价体系的研究.海军医学杂志,2014,35(04):319-321.

［79］孙祯祥,刘小翠.教师信息化教学领导力:概念、内涵与调查分析.现代远距离教育,2015,4(160):2.

［80］唐卫民.论大学教师的人本管理.黑龙江高教研究,2007,(5):113-114.

［81］田正雨,潘沙.高等院校的教师激励措施初探:以麻省理工学院为例.湖南科技学院学报,2013,(3):133-135.

［82］童成寿.熟手型教师胜任力模型建构与测评研究.福州:福建师范大学,2008.

［83］王宝玉,诸葛启钏,沈贤等.360度住院医师规培测评系统平台的构建.中国高等医学

教育,2017(6):17-18.

[84] 王斌华. 师资评价绩效管理与专业发展. 上海:上海教育出版社,2014.

[85] 王成花.美国新型教师资格认定制度研究:以"教育教学实践能力"为核心尺度.曲阜:曲阜师范大学,2014.

[86] 王成花.美国新型教师资格认定制度研究:以"教育教学实践能力"为核心尺度.曲阜师范大学,2014.

[87] 王光彦.现行大学教师绩效评价制度的反思与改善.中国高等教育,2009(8):20-23.

[88] 王建民,杨木春.胜任力研究的历史演进与总体走向.改革,2012(12):138-144.

[89] 王君,高鹏,顾泽龙,等.北京市住院医师规范化培训后能力改善情况调查.中华医院管理杂志,2015,31(12):905-909.

[90] 王磊,霍墨菲,王晨.关于提高住院医师临床带教师资素质和能力的研究.中华医院管理杂志,2015,(9):705-707.

[91] 王星月,莫春梅,石应康,等.毕业后医学教育阶段住院医师对带教师资需求的调查.中国循证医学杂志,2006,6(5):329-334.

[92] 王亚军,贾建国,樊洁,等.台湾医学院校临床师资培育的方法及启示.医学与社会,2015,(4):99-102.

[93] 王亚军,贾建国,樊洁,等.台湾医学院校临床师资培育的方法及启示.医学与社会,2015(4):99-102.

[94] 王莹,方才妹,应振华,等.住院医师规范化培训师资聘任条件的探索.中国毕业后医学教育,2018,2(4):282-285.

[95] 王莹.浅谈教学中的教学评价.科技信息,2011,18(2):695.

[96] 王筝扬.参加美国毕业后医学教育认证委员会(ACGME)师资培训的学习所得与思考.中国毕业后医学教育,2018,2(4):270-273.

[97] 韦宁彬.基于Moodle的微格教学技能评价研究.中国教育信息化,2015,48(24):28.

[98] 魏冠凤,何静.教学科研人员激励制度有效性的实证研究.管理评论,2009,21(5):70-76.

[99] 吴钢.现代教育评价教程.北京:北京大学出版社,2008:4.

[100] 项成芳.胜任力的理论与实证研究.南京师范大学,2003.

[101] 肖川,黄超文.现在,我们这样做师资.福州:福建教育出版社,2013

[102] 徐锋.基于胜任力模型的高校教师信息化管理研究,南京:南京师范大学,2008.

[103] 徐建平.教师胜任力模型与测评研究.北京师范大学,2004.

[104] 徐建平.教师胜任力与测评研究.北京:北京师范大学,2004,4.

［105］徐捷.英国师资评价制度的改革及启示.桂林师范高等专科学校学报,2007,21（3）:
　　　　81-84.

［106］徐木兴,蔡晔,陈小东.新时期师资绩效评价体系研究.理工高教研究,2007,26（3）:
　　　　63-64.

［107］徐培兰,王文星,董卫,等.关于新疆地区住院医师规范化培训师资培训的几点思
　　　　考.中国医院,2016,20（12）:35-37.

［108］徐天士,郑雅,张琪峰,等.基于培训有效性的浙江省住院医师规范化培训师资培训
　　　　的问题探讨与对策研究:以温州医科大学举办的住院师资规范化培训师资培训为
　　　　例.中国高等医学教育,2014,（12）:31-32.

［109］许泓,徐向荣,黄丽丽,等.UCLA医学院教师职务晋升聘任体系及其启示.中国高等
　　　　医学教育,2014,（5）:5-6.

［110］羊爱军,白杨青.激励理论相关进展研究综述.中小企业管理与科技,2009,（33）:
　　　　69-70.

［111］杨国平,任静.综合性医院教学能力评价指标体系构建.解放军医院管理杂志,
　　　　2013,20（8）:762-764.

［112］约翰·韦斯特伍德.绩效评估.白云,译.长春:长春出版社,2001.

［113］张金磊,王颖,张宝辉.翻转课堂教学模式研究.远程教育杂志,2012,8（4）:46-51.

［114］张黎,杨光耀,季湘年.综合医院临床教师教学绩效考核模式研究.西北医学教育,
　　　　2015,23（1）:145-147.

［115］张玲,罗萍,刘洪涛,等.360度绩效考评法在临床护理带师资资选拔中的应用.护理
　　　　实践与研究,2015,12（2）:115.

［116］张其志.对发展性教师评价的审视与思考.教育研究与实验,2005（1）:61-64.

［117］张云,方华,赵敏.精神科住院医师规范化培训师资队伍绩效考核体系的探索与实
　　　　践.中国医院,2014,（2）:62-64.

［118］赵翠芳,关崧,祖娜,等.临床医学院教学查房质量监控体系的实施体会.中国医药
　　　　科学,2014,4（2）:158-160.

［119］赵希斌.届外发展性师资评价的发展趋势.比较教育研究,2003（1）:44-46.

［120］郑雅,朱杨威,徐天士,等.浙江省住院医师规范化培训师资队伍管理体系建设的思
　　　　考.中国高等医学教育,2015,（6）:17-18.

［121］郑玉英,阎作勤,余情,等.上海市住院医师规范化培训师资队伍建设的研究.中华
　　　　医学教育杂志,2011,31（3）:459-461.

［122］钟懿辉.激励制度对高校教师工作投入和工作满足的影响.首都经济贸易大学学报,

2010,12(6):49-54.

[123] 钟宇. 我国高校教师评价体系研究. 成都:西南交通大学,2004.

[124] 朱德友. 高校教师激励机制研究. 武汉:武汉大学,2010.

[125] 朱有明,张薛梅. 高职院校专业内涵建设指标体系构建研究. 中国职业技术教育,2016,9(2):68-73.